検査依頼が
きても
困らない!!

読影に自信が
もてる!!

# 今日から読める！
# 皮膚エコー

奈良県立医科大学附属病院
総合画像診断センター 病院教授 **平井都始子**

著者

奈良県立医科大学
皮膚科学教室 助教 **正畠千夏**

MC メディカ出版

# はじめに

　「いつか皮膚エコーの本を出そう！」を目標に、放射線科医平井と皮膚科医として歩みだした正畠の2人で皮膚科領域の超音波を本格的に始めてから早いものでもうすぐ10年になる。当時、皮膚エコーのまとまった教科書はほとんどなく、手探りの状態であった。どうしたら超音波で病変の特徴を示す情報を、より正確に多く引き出せるかを平井が担当し、どのような情報が臨床で役立つかを正畠が実践した。症例が蓄積されるにつれ、次第にさまざまな疾患の超音波所見の特徴がわかるようになり、「境界明瞭で平滑な腫瘤で、外側陰影を認める」と記載してあれば、「被膜を持つような病理像を考える」というように、超音波所見を病理像に置き換えて正畠が医局の皮膚科医達に説明した結果、現在、奈良県立医科大学では多くの皮膚科や形成外科の医師が超音波に興味を持ち、皮膚科の外来にも超音波装置が置かれるようになった。

　最近、表在領域の超音波の需要が高まってきているが、超音波検査をする側はどのように検査結果を伝えたらよいのか解らず、依頼する側は記載されている超音波所見の意味が解らない。この溝を埋めるためには、超音波画像と病理像を対比し、画像をどうよみ、どのような病理像を想定するか、超音波で陥りやすいピットフォールは何かをお互いに認識することが重要である。この本

は臨床で遭遇することの多い疾患について、まず臨床像と超音波画像を示し、次のページに画像の読み方と病理像や疾患の解説を入れている。また、必要なものについては疾患概論、いくつかの画像にはARアプリを利用すれば動画を見られるようにしている。

　この本が検査する側と依頼する側との溝を埋め、皮膚エコーが臨床に本当に役立つツールとなる一助になってくれればと願っている。とは言っても皮膚科の病気は多く、また同じ疾患でもバリエーションが豊富なため一筋縄ではいかず、診断に苦慮することもしばしばで毎日が新しい発見の連続である。本書が皮膚エコーを行うきっかけとなって多くの皆さんに広がり、皮膚エコーがさらに発展することを期待している。

　リンパ節の項では日本バプテスト病院病理医の中峯寛和先生にお世話になりました。またこれまで温かくご指導いただいた浅田秀夫教授、皮膚科病理医の福本隆也先生、奈良県立医科大学皮膚科学教室・形成外科センターの皆様、超音波検査室の方々に心より感謝致します。

　最後に、目標であった皮膚エコーの本を完成させていただいた中島亜衣様をはじめメディカ出版の方々に厚く御礼申し上げます。


2018年2月
著者　平井都始子、正畠千夏

# CONTENTS

はじめに ———————————————————————————— ii


## 1章　皮膚エコーの基礎

診断の基礎　どんなときにエコーが役立つか？ ——————— 2

基本手技　皮膚エコーの手技と注意点 ————————— 6

画像と解剖　正常のエコー像を知る！ ————————— 12

評価のコツ　エコーでみるべきポイント ————————— 14


## 2章　このエコーが読めますか①
　　　　日常よく遭遇する疾患

1　表皮嚢腫および鑑別を要する疾患 ————————— 22

2　脂肪関連疾患 ——————————————————— 44

3　石灰化上皮腫 ——————————————————— 64

## 3章 このエコーが読めますか②
### 代表的な疾患

1 神経系腫瘍 —————————— 72
2 線維性腫瘍 —————————— 84
3 筋肉・骨格系腫瘍 ——————— 96
4 血管性病変 —————————— 102
5 汗腺系腫瘍 —————————— 140
6 炎症性病変 —————————— 154
7 リンパ節 ——————————— 172
8 悪性腫瘍 ——————————— 192
9 その他 ———————————— 232

## 4章 このエコーが読めますか③
### 皮膚科領域以外の疾患

1 整形外科疾患 ————————— 244
2 消化器外科疾患 ———————— 256
3 乳腺科疾患 —————————— 260

付録 症状・年齢・部位から考える主な皮膚疾患 ——— 262

索引 ——————————————— 264

# 疾患一覧

表皮嚢腫 ——————————— 24

表皮嚢腫（手掌・足底）——————— 28

感染性粉瘤 ——————————— 32

外毛根鞘嚢腫 —————————— 36

皮様嚢腫 ——————————— 40

脂肪腫 ——————————— 46

脂肪腫（腱膜下）————————— 48

脂肪腫（筋膜下・筋肉内）—————— 49

血管脂肪腫 ——————————— 52

表在性皮膚脂肪腫性母斑（単発型）——— 56

表在性皮膚脂肪腫性母斑（多発型）——— 57

脂肪壊死 ——————————— 60

被包性脂肪壊死 ————————— 61

石灰化上皮腫（毛母腫）——————— 66

石灰化上皮腫（石灰化が少ないもの）—— 68

石灰化上皮腫（石灰化がすすんだもの）— 69

石灰化上皮腫（水疱様外観を呈するもの）— 70

神経鞘腫 ——————————— 74

ancient schwannoma ——————— 76

神経線維腫 ——————————— 80

神経線維腫（びまん性神経線維腫）————————— 82

神経線維腫（神経内神経線維腫）————————— 83

皮膚線維腫 ————————————————————— 86

肥厚性瘢痕・ケロイド ————————————————— 90

手掌足底線維腫症 ————————————————— 94

デュプイトラン拘縮 ————————————————— 95

血管平滑筋腫 ———————————————————— 98

平滑筋腫 ————————————————————— 99

外骨腫 —————————————————————— 100

爪下外骨腫 ———————————————————— 101

毛細血管奇形（単純性血管腫）————————————— 104

静脈奇形（海綿状血管腫）——————————————— 108

静脈奇形（静脈性蔓状血管腫）————————————— 110

動静脈奇形 ———————————————————— 114

リンパ管腫 ———————————————————— 118

血栓 ——————————————————————— 124

血栓性静脈炎（表在性）——————————————— 128

モンドール病 ———————————————————— 129

毛細血管拡張性肉芽腫 ——————————————— 132

グロムス腫瘍 ———————————————————— 136

皮膚混合腫瘍 ———————————————————— 142

耳下腺内多形腺腫 ————————————————— 144

vii

アポクリン汗嚢腫 —————————————————— 148

らせん腺腫 —————————————————— 152

膿瘍 —————————————————————— 156

非結核性抗酸菌性膿瘍 ———————————————— 157

異物肉芽腫 —————————————————— 160

酢酸リュープリン製剤による肉芽腫 ———————— 166

リウマトイド結節 ————————————————— 170

サルコイドーシス ————————————————— 171

BCG 接種関連リンパ節炎 —————————————— 174

BCG 接種関連リンパ節炎（周囲皮下脂肪組織に炎症波及）——— 176

反応性リンパ節腫大 ———————————————— 178

亜急性壊死性リンパ節炎（菊池病）————————— 180

急性化膿性リンパ節炎 ——————————————— 182

転移リンパ節 ——————————————————— 184

ホジキンリンパ腫 ————————————————— 186

辺縁帯 B 細胞リンパ腫 ——————————————— 187

B 細胞リンパ腫 —————————————————— 187

濾胞性リンパ腫 —————————————————— 188

脂肪肉腫 ————————————————————— 194

平滑筋肉腫 ———————————————————— 198

基底細胞癌 ———————————————————— 202

悪性黒色腫 ———————————————————— 206

メルケル細胞癌 ——————————— 208

汗孔癌 ————————————— 209

有棘細胞癌 ————————— 210

白血病　皮膚転移 ——————— 214

悪性黒色腫　皮膚転移 ————— 215

転移性腫瘤（皮下）——————— 218

転移性腫瘤（皮下に多発）———— 220

転移性腫瘤（筋肉内）—————— 221

肺腺癌の脛骨転移 ——————— 223

悪性リンパ腫（節外）—————— 226

隆起性皮膚線維肉腫 —————— 230

多発性脂腺嚢腫 ———————— 234

外歯瘻 ————————————— 238

耳介偽嚢腫 —————————— 240

腱鞘巨細胞腫 ————————— 246

筋断裂 ————————————— 250

ガングリオン —————————— 252

ベーカー嚢胞 ————————— 254

鼠径ヘルニア ————————— 258

副乳 —————————————— 260

# 「メディカAR」の使い方

「メディカAR」アプリを起動し、AR動画マークのある図にスマートフォンやタブレット端末をかざすと動画を見ることができます。

## ■アプリのインストール方法　　メディカAR で検索

お手元のスマートフォンやタブレットで、App Store（iOS）もしくはGoogle Play（Android）から、「メディカAR」を検索し、インストールしてください（アプリは無料です）。

## ■アプリの使い方

①「メディカAR」アプリを起動する

②カメラモードになったら、AR動画マークのある図にかざす
↓
コンテンツが表示される

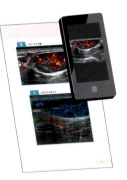

※カメラへのアクセスを求められたら、「許可」または「OK」を選択してください。

※アプリを使用する際は、Wi-Fi等、通信環境の整った場所でご利用ください。
※認識されない場合は、図（マーカー）に近づけたり遠ざけたり、端末を横にするなどして調整してください。
※iOS8.0〜11.0、Android OS4.4〜7.1.1の機種が対象です。
※ARコンテンツの提供期間は、奥付にある最新の発行年月日から3年間です。

### 「メディカAR」サイト
関連情報やお問い合わせ先等は、以下のサイトをご覧ください。
https://www.medica.co.jp/n-graphicus/ar#FAQ

---

● ARコンテンツおよび動画の視聴は無料ですが、通信料金はご利用される方のご負担となります。パケット定額サービスに加入されていない方は、高額になる可能性がありますのでご注意ください。●アプリケーションダウンロードに際して、万一お客様に損害が生じたとしても、当社は何ら責任を負うものではありません。●当アプリケーションのコンテンツ等を予告なく変更もしくは削除することがあります。●通信状況、機種、OSのバージョンなどによっては正常に作動しない場合があります。ご了承ください。

# 1章

# 皮膚エコーの基礎

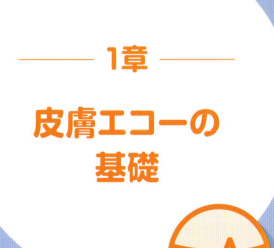

## 診断の基礎 どんなときにエコーが役立つか?

皮膚科領域の病変には専門家が視診だけで診断する疾患も多いが、皮下腫瘤のように患者さんの年齢・部位・症状や触診所見だけで診断するしかない病変も多くみられる。エコーは、鑑別診断に有用な情報が得られるだけではなく治療に際して、病変の広がりや周囲血管との関係を知ることができるため、より適切な治療を行うことが可能になる。また、悪性病変では十分にマージンをとって切除するために重要な深達度診断でも役立てることができる。

> **エコーが役立つ場面**
> ❶ 鑑別診断
> ❷ 広がり診断
> ❸ 悪性病変の深達度診断

## ❶ 鑑別診断

一見同じようにみえる皮下腫瘤（図1）も、エコーでみると全く異なった像を示すことがある（図2～4）。エコーは存在部位、内部性状や形態、血流情報、周囲臓器との関係など多くの情報を得ることができ、鑑別診断や治療方針の決定に役立つ。

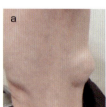 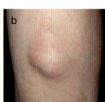 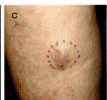

図1　一見同じようにみえる腫瘤

どんなときにエコーが役立つか？

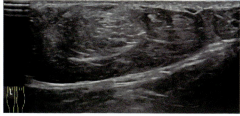

#### 図2 脂肪腫（図1aのBモード像）
内部に線状高エコーを伴う、皮下の紡錘状の低エコー腫瘤。

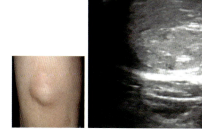

#### 図3 表皮嚢腫（図1bのBモード像）
境界明瞭平滑、後方エコー増強を伴う真皮と連続する皮下腫瘤。

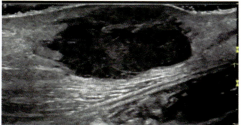

#### 図4 メルケル細胞癌（図1cのBモード像）
境界不整で真皮から皮下の低エコー腫瘤。

## ❷ 広がり診断

　診断は確定しているが、切除に際して病変の広がりや深度、病変と周囲組織との関係を確認する。

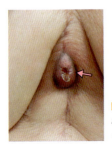

**図5　臨床像**
心臓の手術後、傷跡の一部が結節様に膨瘤している（→）。

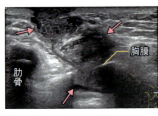 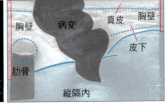

**図6　図5のBモード像**
病変は皮下から胸壁を貫通し、縦隔内へ連続しているようにみえる（→）。

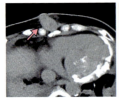 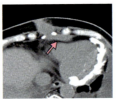

**図7　図5のCT所見**
胸部CTにより、病変が縦隔内へ広がっていることを確認した（→）。

## ❸ 悪性病変の深達度診断

悪性病変では、マージンをとって十分に取り切ることが重要である（表）。エコーは特に深達度の評価に用いられる。

**表　悪性黒色腫の腫瘍の深達度と切除マージン**

| 深達度 | 切除マージン |
| --- | --- |
| T1：≦1.0 mm | 1 cm |
| T2：1.01〜2.0 mm | 1〜2 cm |
| T3：2.01〜4.0 mm<br>T4：>4.0 mm | 2 cm 程度 |

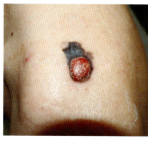

図8　臨床像
左肩の悪性黒色腫。紅色結節を伴う色素斑を認める。

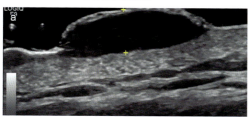

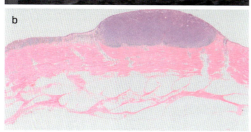

図9　図8のBモード像（a）と病理像（b）
低エコーに捉えられる病変は、病理の腫瘍範囲とよく一致している。

## 基本手技 皮膚エコーの手技と注意点

皮膚科領域のエコーでは、皮膚直下の浅い部位を観察するため以下のように走査方法に工夫や注意が必要となる。

> ❶ 使用するプローブ
> ❷ プローブの持ち方と当て方
> ❸ ゼリーをたっぷり使う
> ❹ 走査方法
> ❺ 血流をみる
> ❻ 硬さをみる

## ❶ 使用するプローブ

表在臓器の観察は、通常 9 MHz 以上の高周波のリニアプローブを使用する。特に皮膚・皮下の浅い部位の病変は 15 MHz 以上の高周波プローブが望ましい。屈曲した部分などはホッケースティック型プローブが使いやすい。

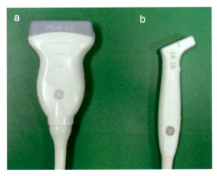

**図1 皮膚エコーに使用するプローブ**
a：リニア型。b：ホッケースティック型

皮膚エコーの手技と注意点

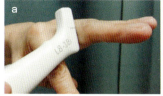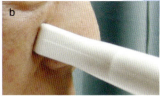

**図2　ホッケースティック型プローブ使用例**
a：指間部の観察。b：鼻翼部の観察。

## ❷ プローブの持ち方と当て方

- プローブは皮膚面に当てる部分から近いところでしっかりと持つ。
- 手や肘を固定し、小指を皮膚に当ててプローブと皮膚面との距離を調整する。
- プローブが皮膚面に対して垂直になるように走査する。

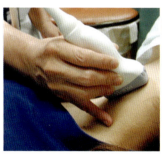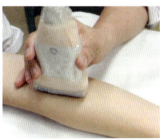

**図3　正しいプローブの持ち方と当て方**
前腕を固定し、小指を皮膚面に当てて、プローブと皮膚面との距離や角度を保つ。

7

## ❸ ゼリーをたっぷり使う

- やや硬めのゼリーを使う。
- ゼリーをたっぷりつけて皮膚表面とプローブの間をゼリーで埋めるようにし、圧迫しないように走査する。
- 音響カプラを使用するのもよい。

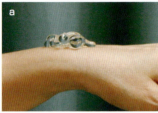
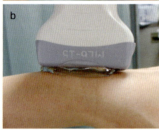
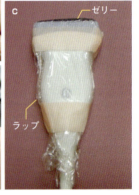

**図4 ゼリー使用例**
a：硬めのゼリーを多めに使用する。b：適切なプローブの当て方。c：ゼリーとラップで音響カプラの代わりになる。

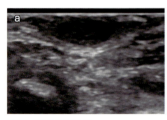
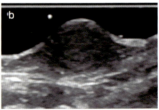

**図5 膨隆する病変**
a：ゼリーが少ない状態でプローブを押しつけて走査した場合。b：ゼリーをたっぷりつけてプローブを浮かせた状態で走査した場合。

皮膚エコーの手技と注意点

## ❹ 走査方法

- 基本的に縦（矢状）・横（水平）断面の2方向から観察する。
- 病変と血管や神経など周囲組織との関係を確認する場合は、血管や神経の長軸と短軸断面で病変との位置関係を観察する。

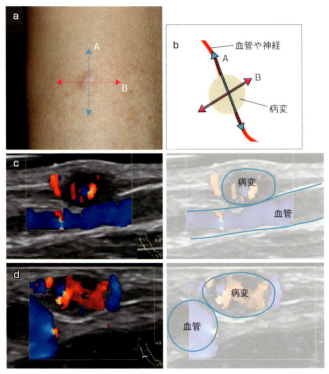

### 図6　走査方法
a：左前腕の腫瘤（A：縦断面、B：横断面）。b：病変と血管や神経の位置関係の図（A：血管や神経が長軸、B：血管や神経が短軸）。c：病変と血管の位置関係（血管が長軸）。d：病変と血管の位置関係（血管が短軸）。

### ❺ 血流をみる

　カラードプラ法の設定は、使用している装置で最も低流速の感度が高い設定にする(装置メーカーに相談してみる)。これを皮膚科領域用設定として保存しておく。あとは以下の事項に注意して実施する。

- カラーエリアは最小限にする。
- ゲインはノイズが出ない最大にあげる。
- プローブを固定する。
- 圧迫しない（ゼリーをたっぷりつけて病変とプローブの隙間を作る）。
- パワードプラ法やSMIなどいろんな血流表示法を試してみる。

▶AR動画

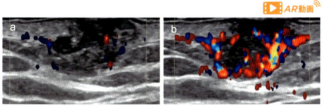

**図7　平坦な病変**
a：プローブで少し圧迫。b：プローブを密着しただけ。

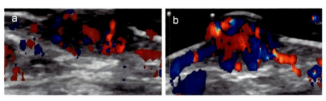

**図8　膨隆する病変**
a：プローブを密着しただけ。b：ゼリーでプローブと病変の間を少しあける。

# ❻ 硬さをみる

　圧迫しない自然な状態で観察した後は、プローブで押して形が変化するかを観察する。病変の硬さをみる方法には、プローブで圧迫する以外にエラストグラフィがある。エラストグラフィはストレイン法とシアウェーブ法に分けられる。本書は全てストレイン法である。

## プローブで圧迫

　プローブで圧迫しながら観察すると、形が扁平化するかどうかで硬さがわかる。静脈血栓症の診断には、圧迫法が必須である。

## エラストグラフィ（ストレイン法）

　プローブによる軽度の圧迫で組織がどれくらい歪むかを相対的にカラー表示する手法で、軟らかい部分は赤色、硬い部分は青色、中間の硬さのものは緑色に表示される。均等に圧迫する必要があるため膨隆する病変には使えない。強く圧迫する必要はなく、安定した画像が得られたところで判断する。

## エラストグラフィ（シアウェーブ法）

　push pulse の音響的エネルギーにより組織を微小変形させ横波（シアウェーブ）の伝搬をみる方法。膨隆した部位でも可能である。シアウェーブの伝搬速度や弾性が数値として表示される。

　シアウェーブ法では、硬い部分が赤色、軟らかい部分が青色に表示され、ストレイン法とは逆になる。

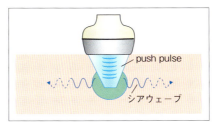

図9　シアウェーブ法の原理

# 正常のエコー像を知る！

画像と解剖

- 正常組織のエコー像を理解することが重要である。
- 皮膚、皮下組織（皮下）は部位によって厚さが異なる。

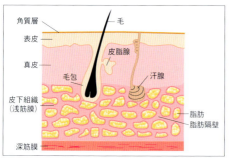

**図1** 皮膚の解剖

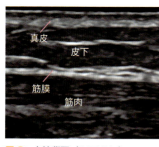
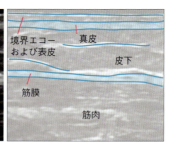

**図2　上腕背面（15 MHz）**
最も浅部の高エコーの線とその深部の低エコーは、境界エコーおよび表皮で、高エコーの線が途切れている部分は毛に一致する。真皮は高エコーを呈し、その深部の低エコーで内部に線状高エコーを含む部分は皮下組織、比較的厚い線状高エコーの部分は筋膜である。体の部位によってそれぞれの層の厚さは異なり個人差もあるため、病変部とその周囲や左右で比較することが重要である。

正常のエコー像を知る！

## 各部位の正常像

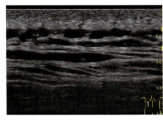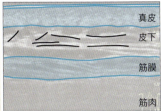

図3 背中

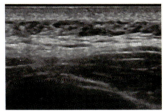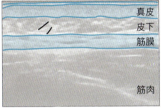

図4 項部

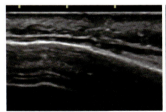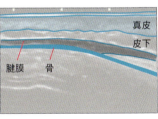

図5 額

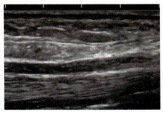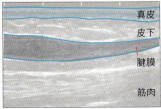

図6 手掌

# 評価のコツ エコーでみるべきポイント

臨床では、どの部位にどんな大きさで、色調、症状、触ると硬い、皮膚と固着している、など問診、視診、触診で確認するポイントがある。エコーでも以下のような観察ポイントがある。

1. 病変の局在と広がり
2. 形状（境界・辺縁）
3. 内部性状
4. 血流評価
5. 硬さ、圧迫による変化

Lecture

## エコーで使われる用語を知ろう！

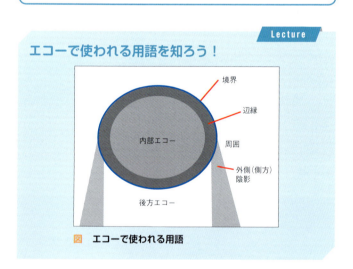

図　エコーで使われる用語

エコーでみるべきポイント

## ❶ 病変の局在と広がり

　表皮、真皮、皮下、筋膜と病変との位置関係が皮膚・皮下疾患の鑑別診断や治療の際に重要である。また、組織との連続性から骨病変、唾液腺病変、筋肉の病変など由来臓器がわかる場合もある。

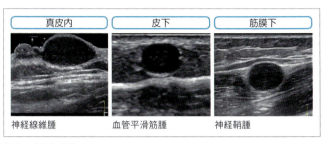

図1　病変の位置

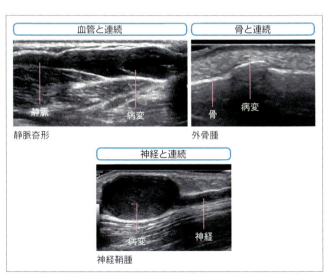

図2　病変との連続性

## ❷ 形状（境界・辺縁）

形状と境界の所見から以下のように大きく2つに分類できる。

### 境界明瞭平滑で類円形（楕円形）の病変

- 被膜や被膜様構造を有している。外側（側方）陰影を伴うことも多い。
- 表皮嚢腫、皮様嚢腫、ガングリオン、脂肪腫、石灰化上皮腫、神経鞘腫、平滑筋腫など。

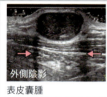
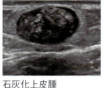
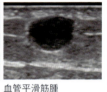

表皮嚢腫　　　　　石灰化上皮腫　　　　血管平滑筋腫

図3　境界明瞭平滑で類円形（楕円形）の病変

### 境界不明瞭または不整形の病変

- 被膜がなく浸潤性の広がりを示す。
- 血管奇形、皮膚線維腫、炎症性腫瘤、悪性病変など。

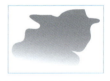

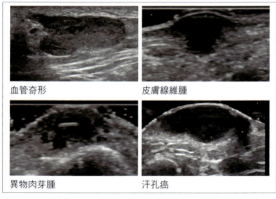

血管奇形　　　　　皮膚線維腫

異物肉芽腫　　　　汗孔癌

図4　境界不明瞭または不整形の病変

## ❸ 内部性状

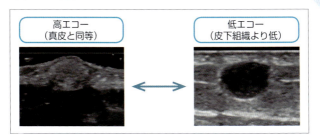

図5 エコーレベル

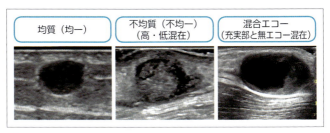

図6 内部（エコーパターン）

## ❹ 血流評価

- 血流豊富な病変には、神経鞘腫、血管腫、血管平滑筋腫、炎症性病変、悪性腫瘍などがある。
- 血流が乏しいまたは通常血流がない病変には、脂肪腫、皮膚線維腫、表皮嚢腫、皮様嚢腫などがある。

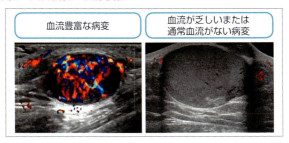

図7 血流評価

## ❺ 硬さ、圧迫による変化

### プローブによる圧迫で扁平化する病変の見方

　圧迫により容易に扁平化する囊胞性病変は静脈性病変を考える。静脈奇形は、プローブで圧迫すると容易に扁平化する。心臓より高い位置にするとしぼんで、下げると拡張する。

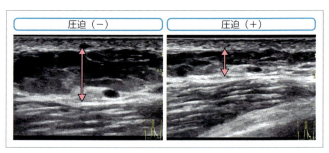

図8　圧迫による病変の変形（静脈奇形）

### エラストグラフィ（ストレイン法）による病変の見方

　ROI（関心領域）の中の相対的な評価のため、皮膚・皮下病変と皮下の脂肪組織との比較になる。皮下の脂肪組織より明らかに硬い病変は青色に表示され、同等の場合は赤〜緑色に表示される。相対的な評価であるため同じ病変であっても常に同じ色に表示されるわけではないが、脂肪腫は、赤〜緑色（軟らかい）、石灰化上皮腫、皮膚線維腫は青色（硬い）に表示される。

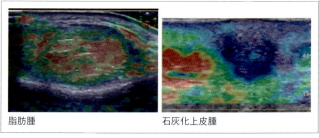

図9　硬さの違う病変

エコーでみるべきポイント

Lecture

## 気を付けよう！ 空間コンパウンド

　空間コンパウンドは多方向からの画像を重ね合わせ平均化することにより、ノイズやアーチファクトが減少して輪郭が明瞭でコントラストの良好な画像にする技術のこと。音響陰影や後方エコー増強、外側陰影が不明瞭になる。

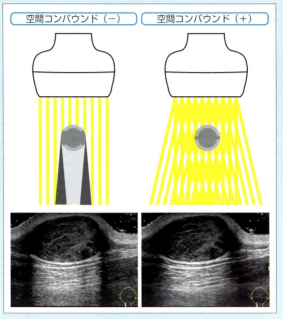

図　空間コンパウンドの有無による違い

## 音響流

内部の粒状エコーが、カラーエリア内で画面の上から下へ向かって動くのが観察される。これを音響流と呼ぶ。カラーエリア内は、エリアの外に比べて音圧が高く、音響流が観察されやすい。

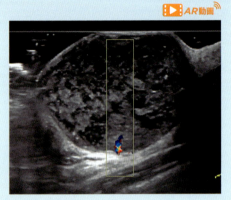

図 音響流

# 2章

このエコーが読めますか①

# 日常よく遭遇する疾患

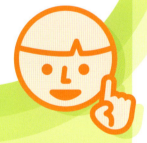

## Case 1

### 画像を読んでみよう!

**61歳、男性**

**依頼理由** 数日前に、項部の皮下腫瘤に気づく。

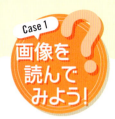

**臨床像**
項部に約 1.5 cm 大の弾性硬の可動性良好な皮下結節がみられる。

### A  Bモード像

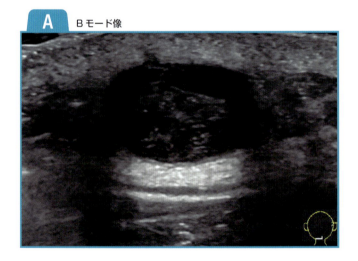

22

1 表皮嚢腫および鑑別を要する疾患

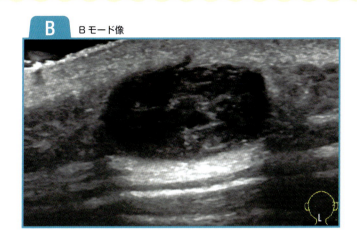

B Bモード像

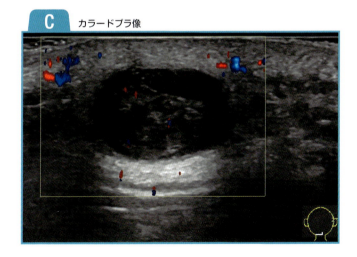

C カラードプラ像

23

Case 1

## 画像の読み方

# 表皮嚢腫
epidermal cyst

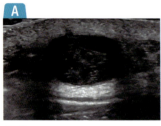
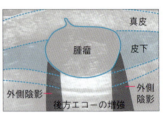

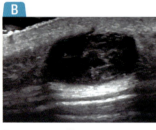
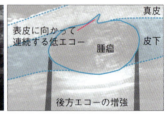

**図1 Bモード像**
真皮と接する、真皮から皮下の境界明瞭な低エコー腫瘤。外側陰影と後方エコーの増強（A）、表皮へと連続する低エコー域（B）を認める。

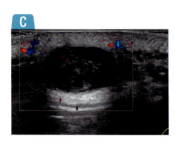

**図2 カラードプラ像**
腫瘤の内部に血流は認めない。

24

## 1 表皮嚢腫および鑑別を要する疾患

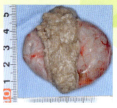

図3 摘出標本
悪臭のある白色粥状物質（ケラチン）が充満している。

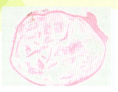

図4 病理像
層状の角質（ケラチン）が充満する嚢腫である。

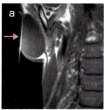
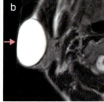
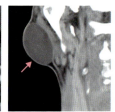

図5 MRI所見
T1強調像(a)で低信号（→）、T2強調像(b)で高信号（→）を示す。

図6 CT所見
CTでは内部均一である（→）。

### 表皮嚢腫の特徴＆エコー所見

- 表皮嚢腫は皮下腫瘍の中で最も多くみられる。
- 頭頸部、体幹上部、腰臀部に好発するドーム状に隆起した腫瘤。
- 表皮と癒着し、やや硬く常色で中央部に開口部を伴う。
- エコーでは真皮と接する、真皮から皮下の境界明瞭な低エコー腫瘤である。外側陰影と後方エコーの増強を認める。表皮へと連続する低エコー域がみられることもある。
- 内部はケラチンの形態を表して、均質なもの、無エコー域や点状の高エコー域などが散在し不均質なもの、層状の高エコーを認めるものなどさまざまである。
- 通常、腫瘤の内部に血流は認めない。

25

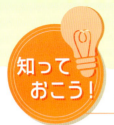

# 表皮嚢腫の内部エコーはさまざま!

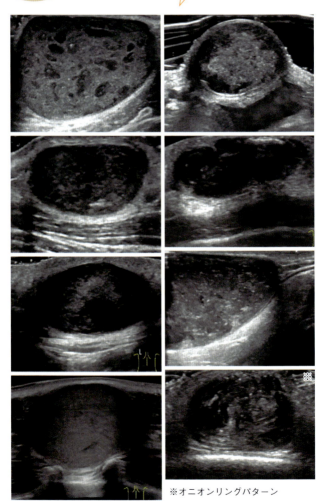

※オニオンリングパターン

1 表皮嚢腫および鑑別を要する疾患

## 典型的な表皮嚢腫は正常精巣のエコー像に似ている！

図1は表皮嚢腫、図2は正常精巣のBモード像である。図1は図2の正常精巣のBモード像によく似た画像を呈するため、精巣様エコーは表皮嚢腫の特徴所見とされている。

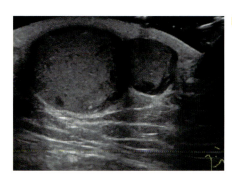

図1　精巣様エコー

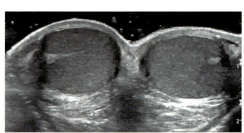

図2　正常精巣

### アドバイス

表皮嚢腫の内部エコーはさまざまであるため、惑わされない。以下のポイントをしっかりおさえる。
- 真皮と接する。
- 境界明瞭。
- 後方エコーの増強。
- 内部に血流表示を認めない。
- 精巣様エコー、オニオンリングパターンは特徴所見。

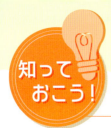

# 表皮嚢腫（手掌・足底）

知っておこう！

- 手掌、足底などの無毛部に発生する表皮嚢腫は、外傷やウイルス感染が発症に関連しているといわれている。

## ❶ 手掌に発生した表皮嚢腫

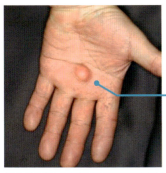

**56歳、男性**

臨床像
左手掌に弾性硬の結節を認める。

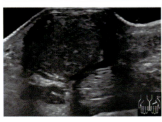
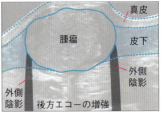

**図1　Bモード像**
皮下の真皮と接する低エコー腫瘤。外側陰影と後方エコーの増強を認める。

1 表皮嚢腫および鑑別を要する疾患

## ❷ 足底に発生した表皮嚢腫

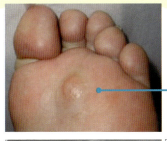

### 62歳、男性

**臨床像**
1年前より足底部に可動性不良の結節を認める。

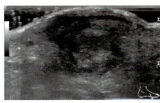
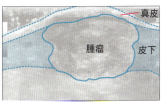

**図2 Bモード像**
皮下に不整な低エコー腫瘤を認める。

### アドバイス

- 足底では破裂を繰り返していることがしばしばある。
- 辺縁不整になることが多いが、真皮との連続性は保たれている。

### Lecture

- 日本では類表皮嚢腫や外毛根鞘嚢腫を臨床的に粉瘤（atheroma）というが、国際的には atheroma という名称はあまり用いられない。
- 類表皮嚢腫、表皮嚢腫、粉瘤を同義語として用いることが多いが、最近では生毛部に発症するものを病理学的に毛包嚢腫とし、さらに毛包漏斗部由来か毛包峡部由来かによって毛包嚢腫漏斗部型、毛包嚢腫峡部型（外毛根鞘嚢腫）に分類し、手掌や足底などの無毛部に発症するものを表皮嚢腫として区別している。

## Case 2 画像を読んでみよう！

### 70歳、男性

**依頼理由** 3、4年前から左頬部に皮下腫瘤が出現。最近疼痛を伴って腫れてきた。

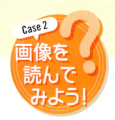

**臨床像**
左頬部に発赤、排膿を伴う腫瘤を認める。

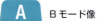
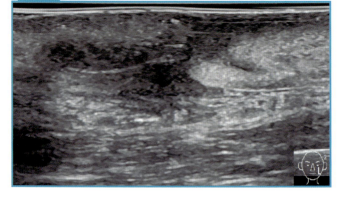

**A** Bモード像

1 表皮囊腫および鑑別を要する疾患

### B パワードプラ像

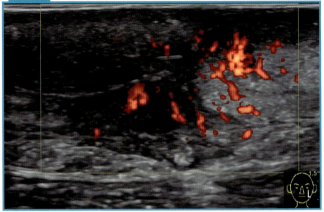

Lecture
## 各種血流表示法の特徴

|  | カラードプラ法 | パワードプラ法 | B-flow Color |
|---|---|---|---|
| 血流方向・流速 | 表示される | 表示されない(血流方向表示可能) | 表示されない(血流方向表示可能) |
| ビームと直交する血流 | 表示されない | 表示される | 表示される |
| 低流速の感度 | やや悪い | 良い | やや悪い |
| 空間分解能 | やや劣る | やや劣る | 良い |
| リアルタイム性 | やや悪い | 悪い | 良い |
| エイリアシング(折り返し) | ある | ない | ない |

# 感染性粉瘤

ruptured cyst

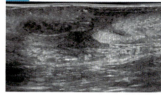

**図1 Bモード像**
皮下に不整な低エコー域を認める。外側陰影や後方エコーの増強ははっきりせず囊腫は不明瞭である。真皮との連続性は保たれている。

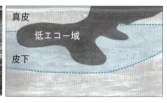

**図2 パワードプラ像**
血流表示の増加を伴っている。

1 表皮嚢腫および鑑別を要する疾患

## 感染性粉瘤の特徴&エコー所見

- 表皮嚢腫はしばしば二次感染により、発赤や腫脹、疼痛を伴う。抗菌薬投与や切開・洗浄処置が必要となることもある。
- 炎症消退後に腫瘤が残存していれば切除を行う。
- 嚢腫が破裂して炎症を伴うと、エコーは皮下の不整な低エコー域となり、嚢腫が不明瞭になったり膿瘍様になることもある。外側陰影や後方エコーの増強も不明瞭になり、鑑別困難になることもあるが、真皮との連続性は保たれる。

## アドバイス

- 炎症の急性期には嚢腫がはっきりしないことも多く、評価困難である。
- 炎症が軽快したあとに再度エコーを施行し嚢腫が残存しているか確認する。

### Supplement 抗菌薬内服と排膿処置による炎症消退後（本例その後）

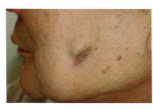

図1　臨床像
指頭大の軟らかい腫瘤が残存している。

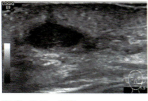
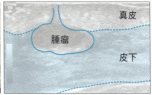

図2　Bモード像
皮下に低エコー腫瘤を認める。

33

## Case 3

### 画像を読んでみよう！

**63歳、女性**

依頼理由 3ヵ月前に頭頂部の腫瘤に気づいた。

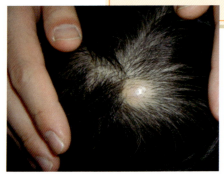

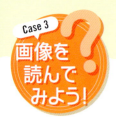

**臨床像**
頭頂部に脱毛を伴う表面平滑な皮下腫瘤を認める。

### A  Bモード像

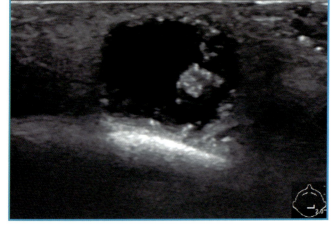

1 表皮嚢腫および鑑別を要する疾患

### B Bモード像

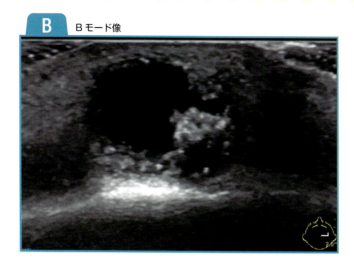

### C カラードプラ像

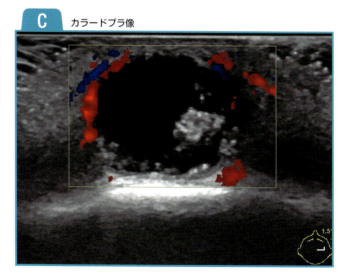

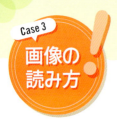

Case 3 画像の読み方

# 外毛根鞘嚢腫

trichilemmal cyst

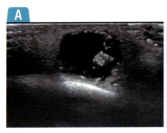
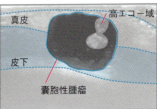

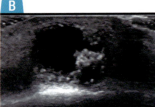
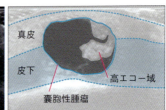

#### 図1 Bモード像
真皮と接する皮下の境界明瞭な嚢胞性腫瘤。後方エコーの増強と外側陰影、内部に点状〜塊状の高エコー域を伴う。

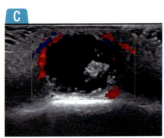

#### 図2 カラードプラ像
腫瘤内部には血流を認めない。

36

1 表皮嚢腫および鑑別を要する疾患

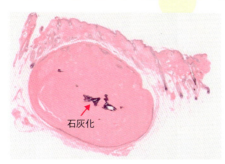

**図3 病理像**
嚢腫内に石灰化（→）を伴っている。エコーでは石灰化が粗大な高エコー域として描出されていた。

## 外毛根鞘嚢腫の特徴＆エコー所見

- 頭部に好発する数cm大までの常色の皮下嚢腫。
- 開口部はない。
- エコーでは真皮と接する皮下の境界明瞭な嚢胞性腫瘤である。内部に塊状の高エコー域を伴うことが特徴である。

### アドバイス

- 嚢腫型の石灰化上皮腫とは鑑別が困難であるが、石灰化上皮腫では内部に血流がみられることも多い。

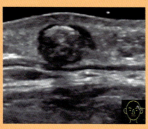 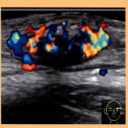

**図 石灰化上皮腫**

## Case 4 画像を読んでみよう！

### 25歳、女性

**依頼理由** 小児期より右眉毛部外側に皮下腫瘤が存在し、徐々に増大してきた。

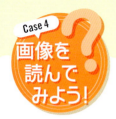

**臨床像**
右眉毛部外側に表面平滑なくるみ大の皮下腫瘤を認める。

### A Bモード像

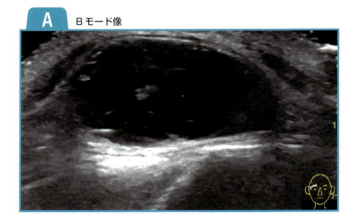

1 表皮嚢腫および鑑別を要する疾患

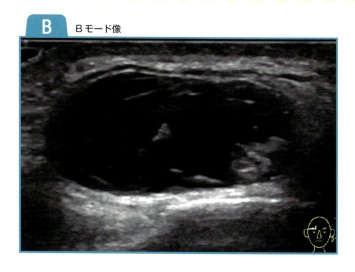

B Bモード像

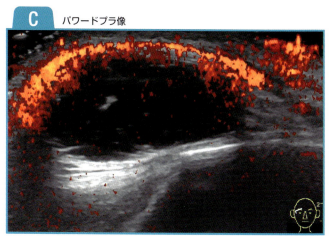

C パワードプラ像

39

## Case 4 画像の読み方

# 皮様嚢腫
dermoid cyst

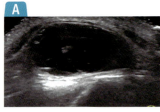
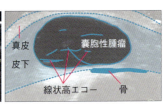
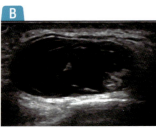
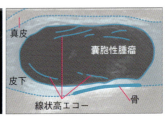

**図1 Bモード像**
皮下の境界明瞭な嚢胞性腫瘤。内部に線状高エコーを伴う。真皮との連続性はなく、一部で骨と接する。

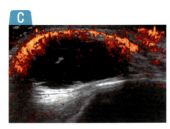
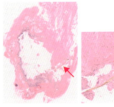

**図2 パワードプラ像**
腫瘤上部に血管が走行している。内部に血流は認めない。

**図3 病理像**
嚢腫内に毛髪（→）を伴っている。エコーでは毛髪が線状高エコーとして描出されていた。

1 表皮嚢腫および鑑別を要する疾患

## 皮様嚢腫の特徴&エコー所見

- 出生時から存在する径1〜4 cmの半球状に隆起した皮下嚢腫。
- 好発部位は頭部、主に眼の周囲（特に眉毛部外側）。しばしば骨膜に癒着する。皮膚の奇形腫で内腔は皮脂や毛髪を含む。
- エコーでは皮下の骨と接する嚢胞性腫瘤。内部に毛髪を表す線状高エコーを伴う。

## アドバイス

- 大きなものでは骨の菲薄化がみられることもあり、CTなどで評価する必要がある。

### Supplement 嚢腫内容物によって内部エコーは異なる

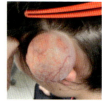 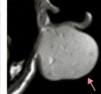 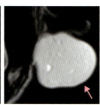

図1 臨床像
左耳介後部の皮様嚢腫。

図2 MRI所見
T1強調画像(a)、T2強調画像(b)ともに高信号（→）を示す。

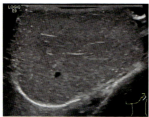 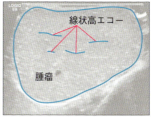

図3 Bモード像
内部エコーはやや高輝度になることもある。線状の高エコーが診断に有用である。

## 疾患概論

# 表皮嚢腫および鑑別を要する疾患

## 鑑別が必要となる疾患・病変

- 表皮嚢腫（正常、感染性、手掌・足底）、外毛根鞘嚢腫、皮様嚢腫。

## 鑑別のポイント

### ❶ 部位

- 真皮と連続、もしくは真皮への連続性があれば表皮嚢腫や外毛根鞘嚢腫を疑う。
- 眉毛部などの頭部で骨と接していれば皮様嚢腫を疑う。

### ❷ 内部エコー

- 表皮嚢腫では内部エコーはさまざまである（p.26 参照）。外毛根鞘嚢腫では粗大な高エコー域を伴うことが表皮嚢腫との鑑別に重要であるが、石灰化上皮腫との鑑別が難しい。
- 毛髪様の線状高エコーが皮様嚢腫の重要な所見である。

### ❸ 形態・輪郭

- 通常は嚢腫壁があり境界明瞭で辺縁も整である。
- 感染を伴う表皮嚢腫（感染性粉瘤）では辺縁不整であり、鑑別が困難な場合も多い。

### ❹ 血流表示

- 感染性粉瘤では辺縁、内部に血流の増加を伴う。

1 表皮嚢腫および鑑別を要する疾患

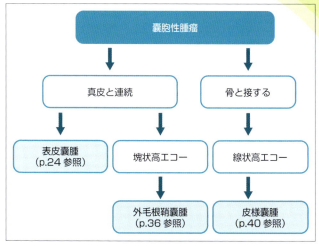

図 嚢胞性腫瘤の鑑別

## Lecture
### 感染性粉瘤と診断したが、神経鞘腫であった例

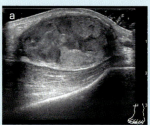

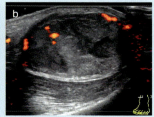

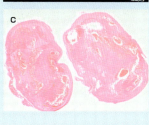

図 症例画像
a：Bモード像。b：パワードプラ像。c：病理像。
境界明瞭平滑で、外側陰影や後方エコー増強を伴い(a)、辺縁と内部の一部に血流表示を認める(b)。感染性粉瘤と診断したが、内部に出血して嚢胞化した神経鞘腫であった(c)。エコーでは表皮嚢腫の内容であるケラチンと血腫を鑑別することはできない。

## Case 1 画像を読んでみよう！

### 57歳、男性

**依頼理由** 数年前に右下顎に腫瘤が出現し、徐々に増大。

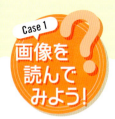

**臨床像**
右下顎に表面平滑な軟らかい皮下腫瘤を認める。

### A　Bモード像

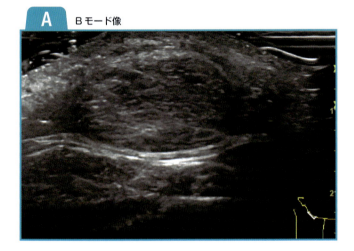

2 脂肪関連疾患

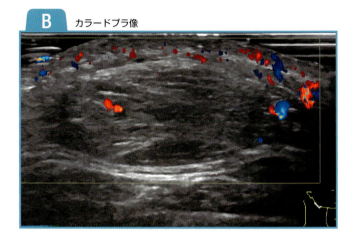

B カラードプラ像

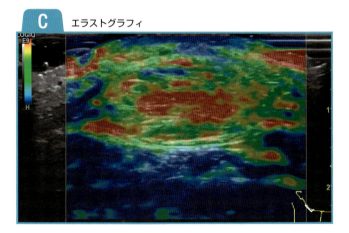

C エラストグラフィ

> Case 1 画像の読み方

# 脂肪腫
lipoma

**図1 Bモード像**
皮下に紡錘形の低エコー腫瘤を認める。圧迫すると変形する軟らかい腫瘤。内部に線状の高エコー（脂肪隔壁）を伴う。

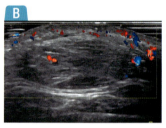

**図2 カラードプラ像**
腫瘤内部の血流表示は乏しい。

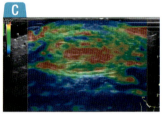

**図3 エラストグラフィ**
筋膜下が青色に、腫瘤部は赤色～緑色に表示され、軟らかいことがわかる。

2 脂肪関連疾患

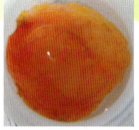

図4 摘出標本
表面平滑な黄色の脂肪腫である。

図5 病理像
成熟した脂肪細胞の増殖を認める。

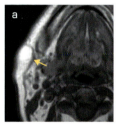
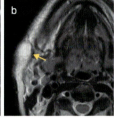

図6 MRI所見
T1強調像（a）、T2強調像（b）ともに皮下脂肪と同等の高信号（→）を示す。

## 脂肪腫の特徴＆エコー所見

- 自覚症状に乏しい緩慢に増大する軟らかい皮下結節。圧迫で変形する軟らかい皮下腫瘤である。
- エコーでは、皮下にある紡錘形の低エコー腫瘤であるが、周囲の皮下組織と等エコーのため境界が不明瞭な場合もある。
- 内部に脂肪隔壁を表す線状高エコーを伴う。
- 内部は周囲・皮下と等エコーであることが多いが、線維成分の多いものはやや高エコーである。
- 大きいものでは多房性や分葉状になるものもある。
- カラードプラ法では通常内部に血流を認めないが、大きいものでは隔壁に沿って血流がみられこともある。

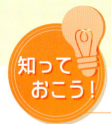

# 脂肪腫（腱膜下）

- 顔面の脂肪腫の大部分は前額部に発症し、腱膜下に存在する。
- 切除時に深部に存在することを把握しておかないと、神経損傷などをきたしやすい。

**71歳、男性**

臨床像
右前額部に可動性やや不良な皮下腫瘤を認める。

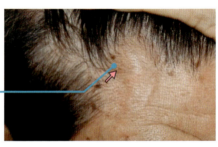

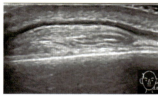
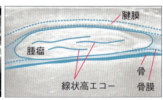

#### 図1 Bモード像
内部に線状高エコーを含む紡錘状の腫瘤が、骨膜の浅部、低エコー層（腱膜）の深部に存在する。

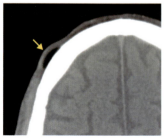

#### 図2 CT所見
CTでは脂肪濃度のレンズ状の腫瘤（→）が頭蓋骨に接して認められる。

2 脂肪関連疾患

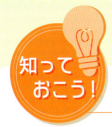

# 知っておこう！ 脂肪腫（筋膜下・筋肉内）

- 背部の脂肪腫は筋膜下に存在することが多い。
- 病変が深在性に存在するものや、大きくて全体像が把握困難なものでは CT や MRI も考慮が必要である。

## ❶ 筋膜下の脂肪腫

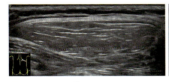
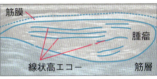

**図1　Bモード像**
筋膜下に紡錘形の低エコー腫瘤を認める。

## ❷ 筋肉内の脂肪腫

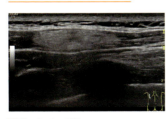
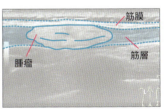

**図2　Bモード像**
筋肉内にやや高エコーを示す紡錘状腫瘤を認める。

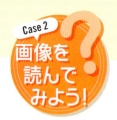

## Case 2 画像を読んでみよう！

### 66歳、男性

**依頼理由** 数年前より腹部や上肢に圧痛を伴う小さい皮下腫瘤が出現し、増加してきた。

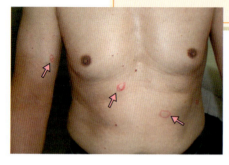

**臨床像**
体幹・四肢に2cm大までの弾性やや軟の皮下腫瘤が多発している。

### A　Bモード像

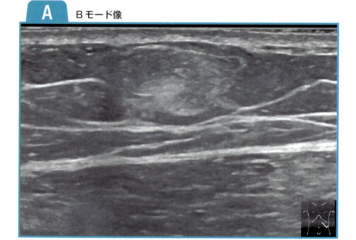

2 脂肪関連疾患

### B カラードプラ像

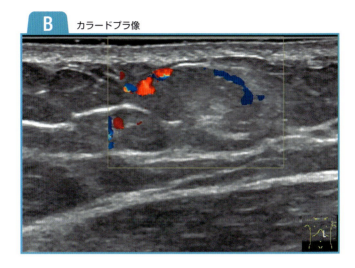

### C エラストグラフィ

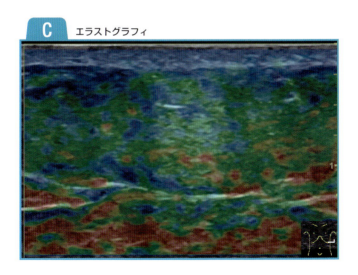

51

## Case 2 画像の読み方

# 血管脂肪腫
angiolipoma

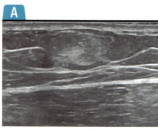

**図1 Bモード像**
皮下の比較的境界明瞭な卵円形腫瘤。周囲皮下脂肪組織と比べて全体的にやや高エコーである。内部に線状の高エコーを認める。

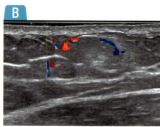

**図2 カラードプラ像**
腫瘤の辺縁や内部にわずかに血流表示を認める。

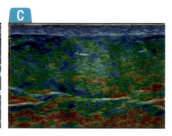

**図3 エラストグラフィ**
周囲皮下脂肪組織と比べて、腫瘤は同等からわずかに硬く表示されている。

2 脂肪関連疾患

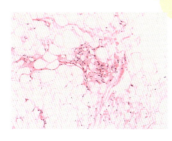

**図4 病理像**
毛細血管の集簇を伴う成熟した脂肪細胞の増殖を認める。

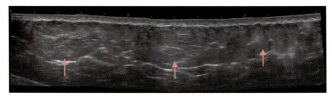

図5 Bモード像（別症例）
血管脂肪腫は多発していることが多く、腫瘤近傍に同様の腫瘤を散見することがある。自覚症状を伴っていないことも多い。

## 血管脂肪腫の特徴＆エコー所見

- 上肢、体幹に好発する2 cm大までの皮下腫瘤で、多発する場合が多い。通常の脂肪腫と比較すると小型で圧痛や自発痛を伴うことが多い。
- エコーでは皮下の比較的境界明瞭な卵円形腫瘤。周囲の皮下脂肪組織と比べてやや高エコーで、内部は均質〜やや不均質である。
- 辺縁だけでなく内部にも血流表示を認める場合がある。
- エラストグラフィでは周囲よりわずかに硬く表示される。
- 多発していることが多く、腫瘤近傍に同様の腫瘤を散見することが多い。

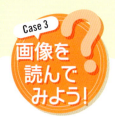

## Case 3 画像を読んでみよう！

### 32歳、女性

**依頼理由** 5年前から、臀部左側に腫瘤が出現し、徐々に増大してきた。

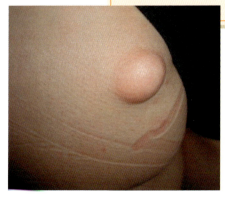

**臨床像**
臀部左側に母指頭大の表面平滑な軟らかい常色の皮下腫瘤を認める。

### A　Bモード像

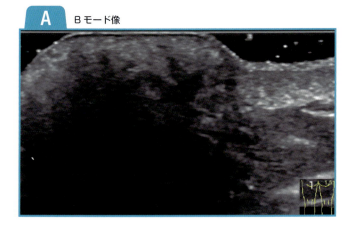

2 脂肪関連疾患

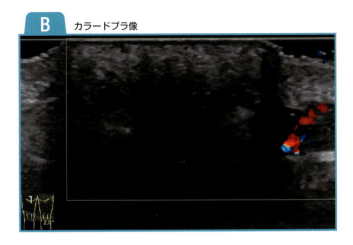

B カラードプラ像

**66歳、女性**

依頼理由 半年前から、左膝窩部に腫瘤が出現し、徐々に増大してきた。

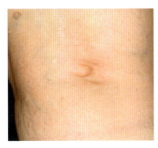

臨床像
左膝窩に9mm大の弾性やや軟、常色の皮下腫瘤を認める。

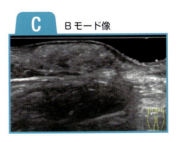

C Bモード像

55

## Case 3 画像の読み方

# 表在性皮膚脂肪腫性母斑（単発型）

nevus lipomatosus cutaneous superficialis

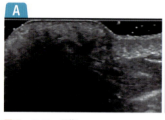

**図1 Bモード像**
真皮内から皮下に境界不明瞭な高エコー腫瘤を認める。強い後方エコーの減衰を伴っている。

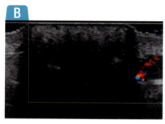

**図2 カラードプラ像**
腫瘤の内部に血流表示は認めない。

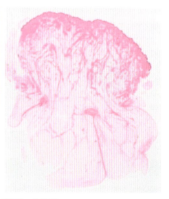

**図3 病理像**
真皮から皮下にかけて膠原線維間に脂肪細胞が増殖。腫瘍内にはエクリン汗管や毛包などの付属器を認める。

2 脂肪関連疾患

## 表在性皮膚脂肪腫性母斑
### 後方エコーの減衰が弱い例

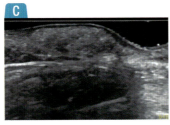

図4 Bモード像
真皮内から皮下に境界不明瞭な高エコー腫瘤を認める。

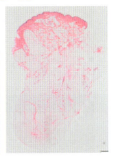

図5 病理像
真皮の膠原線維間に脂肪細胞が増殖。

## 表在性皮膚脂肪腫性母斑の特徴&エコー所見

- 真皮内に異所性に脂肪組織が増生しているもの。
- 多発型と単発型がある。単発型は中高年女性の臀部や大腿部に好発する。
- エコーでは真皮内から皮下にかけての境界不明瞭な高エコー腫瘤。内部はやや不均質で、大きいものは強い後方エコーの減衰を認める。

### Supplement 表在性皮膚脂肪腫性母斑（多発型）

・多発型でもエコー像は単発型と同様の所見である。

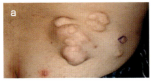 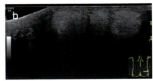

図 臨床像（a）とBモード像（b）
腰部に常色の軟らかい腫瘤が多発している（a）。真皮から皮下に強い後方エコーの減衰を伴う境界不明瞭な高エコー腫瘤を認める（b）。

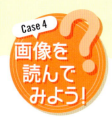

## Case 4 画像を読んでみよう!

### 49歳、女性

**依頼理由** 数年前から皮膚筋炎でPSL（プレドニゾロン）内服加療中。2週間前に左上肢に疼痛を伴う腫瘤が出現した。痛みは改善したが腫瘤が残存している。

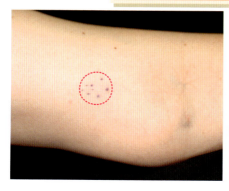

**臨床像**
左上腕に直径5mm大の表面平滑な弾性やや硬の皮下腫瘤を認める。

Bモード像

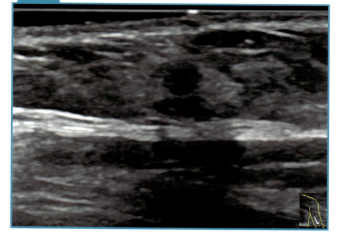

2 脂肪関連疾患

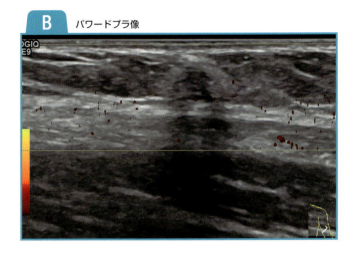

B パワードプラ像

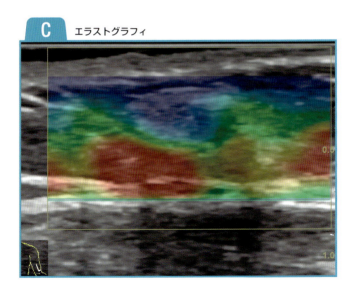

C エラストグラフィ

# Case 4 画像の読み方

# 脂肪壊死

fat necrosis

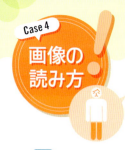

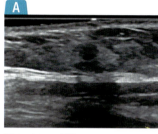

**図1 Bモード像**
皮下に境界不明瞭で不整な高エコー域を認める。内部に低エコー域、後方エコーの減衰を伴っている。

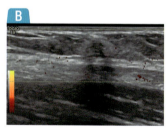

**図2 パワードプラ像**
高エコー域の内部に血流は認めない。

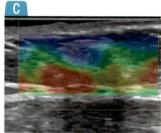

**図3 エラストグラフィ**
高エコー域より広い範囲が全体に硬く表示される。

2 脂肪関連疾患

 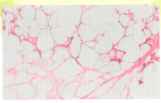

図4 病理像
結節性の病変。大小不同の壊死した脂肪細胞を認める。

## 脂肪壊死の特徴&エコー所見

- 打撲などの外傷の既往があり、痛みを伴うこともある。
- 膠原病などの基礎疾患やPSL内服歴があることも多い。
- エコーでは皮下の不整な高エコー域として描出され、後方エコーの減衰を伴うことが多い。壊死して変性した部分が内部の低〜無エコー域として認められることもあるが、時期によって変化する。
- 被膜をもつ脂肪壊死は被包性脂肪壊死といい、下肢などに多発することがある。

### Supplement 被包性脂肪壊死

・被包性のものは境界明瞭であるが、内部は同様の所見である。

 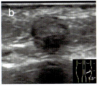 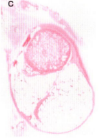

図 臨床像(a)・Bモード像(b)・病理像(c)
下腿伸側の皮下に小結節を数個認める(a)。
境界明瞭な腫瘤。内部は不均質な高エコーで、
後方エコーの減衰を伴っている(b)。被膜に
覆われた結節性の病変。内部は壊死した脂肪細胞からなる(c)。

61

## 疾患概論 脂肪関連疾患

## 鑑別が必要となる疾患・病変

- 脂肪腫（皮下、筋膜下、筋肉内）、脂肪肉腫、血管脂肪腫、表在性皮膚脂肪腫性母斑、脂肪壊死など。

## 鑑別のポイント

### ❶ 部位

- 真皮内もしくは真皮と連続性があれば表在性皮膚脂肪腫性母斑を疑う。
- 脂肪腫では筋膜との位置関係によって存在部位を判断する。前額部では腱膜下が多い。

### ❷ 内部エコー

- 通常の脂肪腫では周囲皮下組織と等エコーであり、内部に線状高エコーを伴う。
- 線維成分が多い線維脂肪腫などでは、全体が高エコーになる。
- 血管脂肪腫、表在性皮膚脂肪腫性母斑では皮下よりやや高輝度となる。
- 脂肪壊死では内部が不均質になったり、後方エコーの減衰を伴うこともある。
- 大型のもので内部が不均質な場合は脂肪肉腫(p.194参照)を疑う。

### ❸ 形態・輪郭

- 通常の脂肪腫は紡錘形であるが、大型のものは分葉状や多房性になることもある。
- 脂肪壊死では、辺縁が不整になることもある。

## ❹ 血流表示

- 通常の脂肪腫は内部に血流はみられないが、辺縁や隔壁に血流表示を認めることもある。
- 血管脂肪腫では辺縁に血流を認めることが多い。

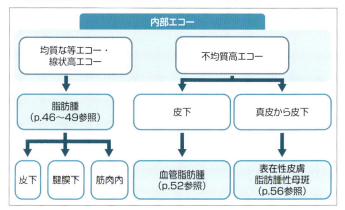

図　脂肪腫関連疾患の読み方

Lecture

### 脂肪腫関連疾患のエコー像の違い

　エコーは音響インピーダンスの異なる境界面で反射するため、脂肪組織と線維間質との境界が多いほど高エコーに描出される。

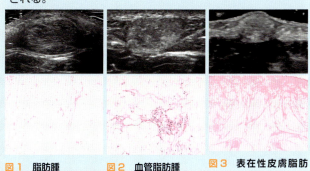

**図1　脂肪腫**
周囲皮下組織と同等の低エコー。

**図2　血管脂肪腫**
皮下組織より高エコー、真皮より低エコー。

**図3　表在性皮膚脂肪腫性母斑**
真皮と同等の高エコー。

## Case 1

### 画像を読んでみよう！

**7歳、女性**

依頼理由　半年前に頸部左側の腫瘤に気づいた。徐々に増大し疼痛を伴うようになってきた。

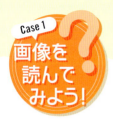

**臨床像**
頸部左側に表面平滑、弾性やや硬の皮下腫瘤を認める。表面に発赤を伴っている。

### A　Bモード像

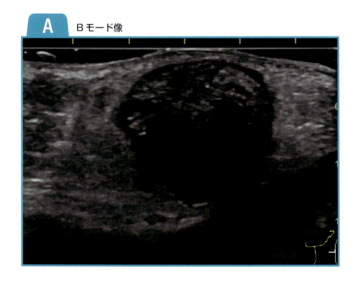

3 石灰化上皮腫

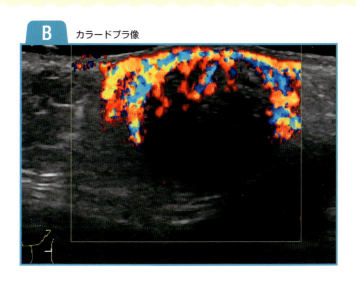

B カラードプラ像

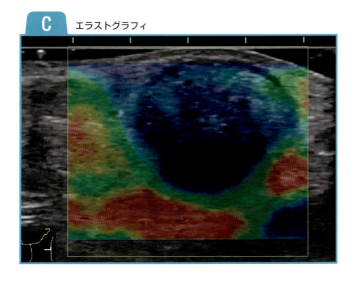

C エラストグラフィ

## Case 1 画像の読み方

# 石灰化上皮腫（毛母腫）

calcifying epithelioma（pilomatricoma）

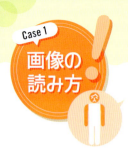

**図1　Bモード像**
真皮と接する皮下の境界明瞭な低エコー腫瘤。内部に不均質な高エコーを伴い後方エコーは軽度減衰。辺縁低エコー帯を認める。

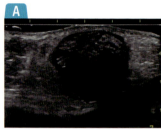

**図2　カラードプラ像**
腫瘤の浅部、特に辺縁に血流表示を認める。

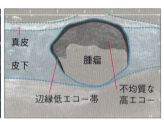

**図3　エラストグラフィ**
腫瘤は周囲組織に比べて全体に青く表示され、硬いことがわかる。

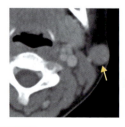

**図4　造影CT所見**
皮膚と接する筋肉より、わずかに高吸収の境界明瞭な軟部腫瘤として捉えられる（→）。

3 石灰化上皮腫

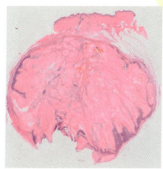
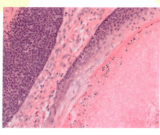

**図5 病理像**
真皮と接する皮下の結節状病変。薄い膠原線維で包囲されている。病変内は好塩基性の核を持つ毛母細胞と好酸性の陰影細胞からなる。

## 石灰化上皮腫の特徴＆エコー所見

- 小児や若年者に多く、頭頸部や上肢に好発する。
- 3 cm程度までの皮内から皮下の凹凸を触れる骨様硬の腫瘤。
- 常色もしくは青白く透見し、下床との癒着は認めない。
- 水疱様外観を呈することもある。
- エコーでは真皮と接する皮下の境界明瞭な腫瘤。
- 内部に石灰化や骨化を伴うため、その部分は高エコーとして認められ、後方エコーが減弱するが、石灰化の程度によりさまざまな所見となる（p.68～70参照）。
- 血流表示も病期によって異なるが、石灰化が少ない初期や炎症細胞浸潤が多い場合に辺縁や内部に血流の増加を認めることがある。
- 完全に石灰化してしまうと血流は乏しくなる。
- エラストグラフィでは周囲より明瞭に硬く表示される。

# 知っておこう！ 石灰化上皮腫（石灰化が少ないもの）

### 6歳、女性

**臨床像**
左上眼瞼に弾性やや硬の皮下腫瘤を触知する。色調はやや暗青色調。

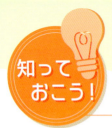

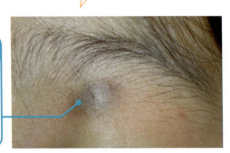

**図1　Bモード像**
真皮内から皮下の境界明瞭な低エコー腫瘤。内部は不均質で石灰化を表す点状の高エコーを伴う。後方エコーの減衰は軽度である。

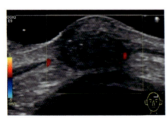

**図2　カラードプラ像**
腫瘤内に血流表示を認めない。

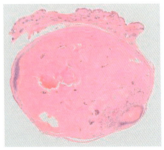

**図3　病理像**
結節性の病変。石灰化は軽度である。

3 石灰化上皮腫

## 知っておこう！ 石灰化上皮腫（石灰化がすすんだもの）

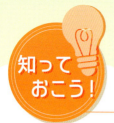

### 49歳、女性

**臨床像**
項部にドングリ大の弾性硬、表面にやや凹凸のある皮下腫瘤を認める。

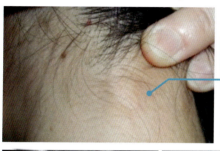

#### 図1 Bモード像
真皮内から皮下に辺縁不整な腫瘤を認める。全体的に高輝度であるが後方エコーの減衰が著明で、全体像の把握が困難である。

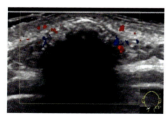

#### 図2 カラードプラ像
腫瘤内に血流表示をわずかに認める。

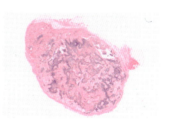

#### 図3 病理像
皮下の結節状病変。石灰沈着著明で骨形成もみられる。

69

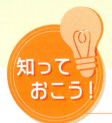

# 知っておこう！ 石灰化上皮腫（水疱様外観を呈するもの）

### 20歳、女性

**臨床像**
左上腕外側の紅褐色の結節。結節の表面は水疱状で、内部に石様硬の結節を触れる。

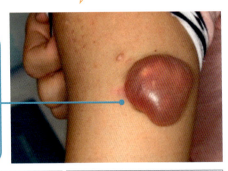

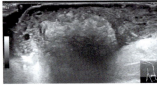
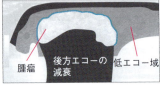

#### 図1　Bモード像
後方エコーの減衰を伴う高エコー腫瘤。腫瘤の浅部真皮内には、不整な低エコー域を伴う。

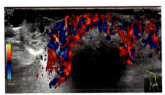

#### 図2　カラードプラ像
腫瘤の辺縁に豊富な血流表示を認める。

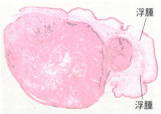

#### 図3　病理像
皮下に結節性病変を認め、病変直上の真皮内には著明な浮腫を認める。

― 3章 ―

このエコーが読めますか②

# 代表的な疾患

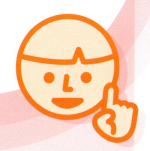

## Case 1 画像を読んでみよう！

### 24歳、女性

**依頼理由** 数年前に左側頭部の皮下腫瘤に気づく。

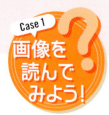

**臨床像**
左側頭部に径1 cm大の弾性やや硬の皮下腫瘤を認める。

### A　Bモード像

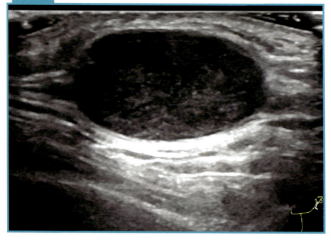

1 神経系腫瘍

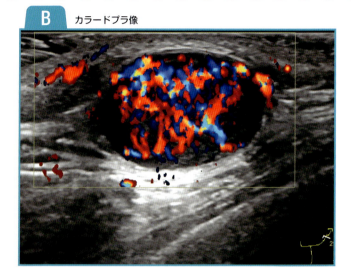

**B** カラードプラ像

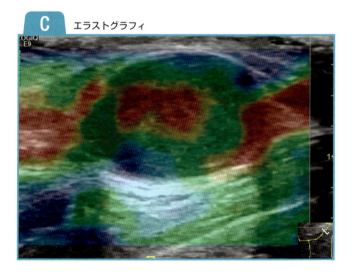

**C** エラストグラフィ

## Case 1 画像の読み方

# 神経鞘腫
neurilemmoma, schwannoma

**図1　Bモード像**
皮下の境界明瞭な卵円形低エコー腫瘤。腫瘤先端に神経を表す索状低エコーが連続している。

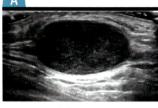

**図2　カラードプラ像**
腫瘤内部に豊富な血流表示を認める。

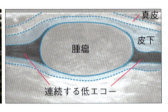

**図3　エラストグラフィ**
腫瘤は赤色や緑色に表示され、赤色の周囲皮下組織よりわずかに硬いことがわかる。

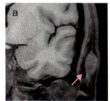 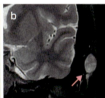 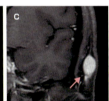

**図4　MRI所見**
T1強調像（a）、T2強調像（b）ともにやや高信号、著明に造影（c）される境界明瞭な紡錘状腫瘤である（→）。

1 神経系腫瘍

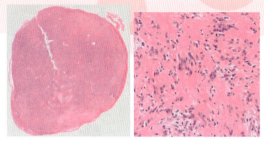

図5 病理像
被膜を有する結節性の病変。腫瘤内部に紡錘形の神経細胞が増殖している。

## 神経鞘腫の特徴&エコー所見

- 成人の頭頸部、四肢に好発する。神経の走行に沿った弾性やや硬、表面平滑な皮下腫瘤。
- 圧痛、放散痛などの知覚障害を認める場合もあるが、小型のものでは自覚症状を伴わないことも多い。
- エコーでは皮下組織内の境界明瞭な卵円形低エコー腫瘤で、腫瘤先端に連続する神経を表す索状低エコーがみられることもある。
- 内部に豊富な血流表示を認める。

## アドバイス

- 大きいものでは連続する神経を両端にみられることもあるが、小さいものでははっきりしないことがほとんどである。
- 紡錘形の神経細胞が密集して束状配列や錯走配列を示すAntoni(アントニー) A型の組織と、粘液腫様間質の中に神経細胞が粗に配列するAntoni B型の組織が混在する。このため内部エコーはやや不均質になる。MRIではAntoni A型の組織が中央でAntoni B型の組織が辺縁を取り囲むと、T2強調像では辺縁部が中心より強い高信号を示し、造影では中心部が強く濃染してtarget sign、peripheral myxoid halo signなどと呼ばれる。

# 知っておこう！ ancient schwannoma

- 陳旧性の病変は退行性の変化を伴って腫瘍の内部に出血や囊胞形成を認め、ancient schwannoma と呼ばれる。
- エコーでも無エコーな領域を認め血流表示が乏しくなることが多い。

## ❶ 囊胞部分が大きく血流が乏しい

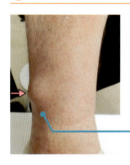

### 40歳、男性

**臨床像**
10歳頃から右下腿遠位側に腫瘍があり、最近増大傾向で疼痛を伴う。

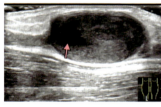
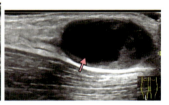

**図1　Bモード像**
紡錘形腫瘤、内部は囊胞域（→）を伴い不均質である。

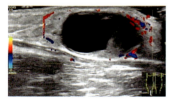

**図2　カラードプラ像**
腫瘍の血流表示は乏しい。

# 1 神経系腫瘍

## ❷ 囊胞部分を認めるが、充実部分の血流は豊富

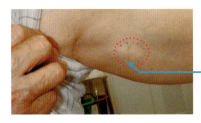

### 70歳、男性

**臨床像**
数年前より左上腕内側に皮下腫瘤が出現。局所麻酔下で切除を試みたが疼痛が強く中止された。

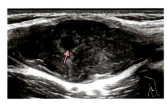

**図3　Bモード像**
紡錘形腫瘤、内部は囊胞域（→）を伴い不均質である。

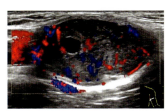

**図4　カラードプラ像**
腫瘤の辺縁と内部に豊富な血流表示を認める。

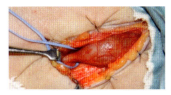

**図5　手術所見**
腫瘤に連続する神経を認める。

## Case 2 画像を読んでみよう！

### 73歳、男性

**依頼理由** 5年前に左大腿に腫瘤が出現、徐々に増大してきた。

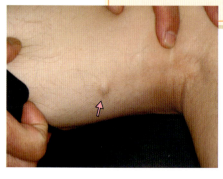

**臨床像**
左大腿後面に軟らかい常色の腫瘤を認める。

### A  Bモード像

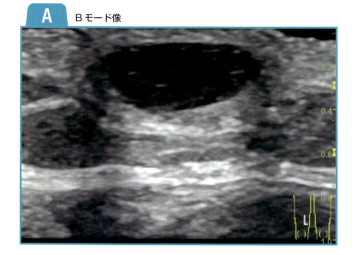

1 神経系腫瘍

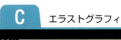

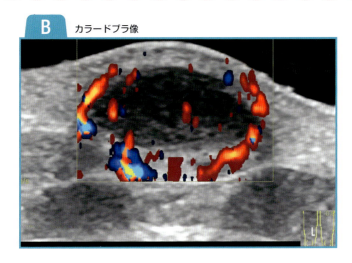
B カラードプラ像

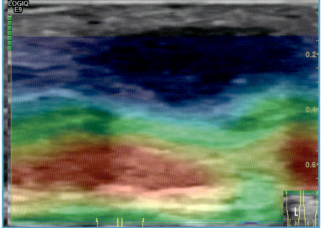
C エラストグラフィ

Case 2 画像の読み方

# 神経線維腫
neurofibroma

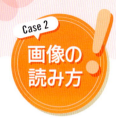

**図1 Bモード像**
真皮内の境界明瞭な低エコー腫瘤。内部エコーは比較的均質である。外側陰影と後方エコーの増強を認める。

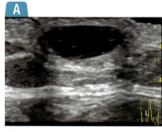

**図2 カラードプラ像**
腫瘤の辺縁や内部に血流表示を認める。

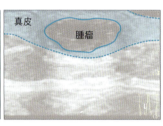

**図3 エラストグラフィ**
腫瘤は周囲真皮と同様青色に表示され、赤色の皮下組織より硬いことがわかる。

1 神経系腫瘍

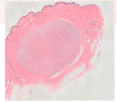
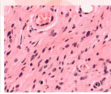

**図4 病理像**
真皮内に結節性の病変を認め、紡錘形の細胞が増殖、毛細血管を伴う。

## 神経線維腫の特徴＆エコー所見

- 神経線維腫は半球状に隆起する常色の軟らかい腫瘍で、神経線維腫症1型（neurofibromatosis type 1：NF1）患者に多発するほか、単発のことも多い。
- 皮膚の神経線維腫、びまん性神経線維腫（p.82参照）、神経内神経線維腫（p.83参照）などがある。
- 皮膚神経線維腫のエコーは、真皮内の低エコー腫瘤である。

## アドバイス

- 軟らかい腫瘤で、真皮内の境界明瞭な均質低エコー腫瘤をみたら神経線維腫を考える。

### Supplement 神経線維腫症1型では多発する

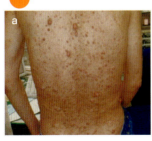
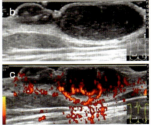

**図 症例画像**
a：臨床像。b：Bモード像。c：パワードプラ像。
背部に軟らかい結節が多発する（a）。真皮内に境界明瞭な低エコー腫瘤が多発し（b）、内部に血流表示（c）を認める。

# 神経線維腫
## (びまん性神経線維腫)
neurofibroma (diffuse plexiform neurofibroma)

- 真皮から皮下組織に浸潤性に広がる境界不明瞭な結節。

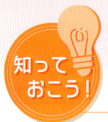

### 70歳、男性
**臨床像**
右眉毛部に下垂する軟らかい腫瘤を認める。

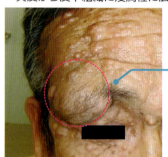

不整な低エコー域

**図1　Bモード像**
真皮から皮下の肥厚。内部に不整な低エコー域を伴う。境界が不明瞭である。

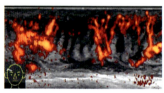

**図2　パワードプラ像**
豊富な血流表示を認める。

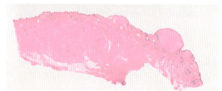

**図3　病理像**
真皮から皮下の境界不明瞭な結節である。

1 神経系腫瘍

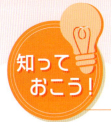

# 神経線維腫
## （神経内神経線維腫）
neurofibroma（nodular plexiform neurofibroma）

- 神経の走行に沿ってふれる紡錘形の結節。数珠状に連なることもある。

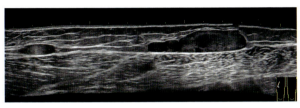

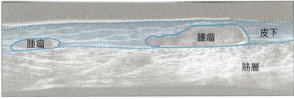

**図1　Bモード像**
皮下に分葉状低エコー腫瘤を認め、少し離れた部位にも同様の腫瘤を認める。

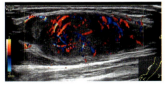

**図2　カラードプラ像**
豊富な血流表示を認める。

83

## 48歳、女性

**依頼理由** 数ヵ月前から項部の皮下腫瘤に気づき、徐々に増大傾向。

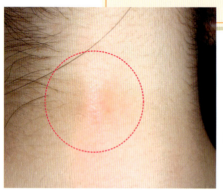

**臨床像**
項部左側にエンドウ大の弾性やや硬の皮下腫瘤を認める。

 Bモード像

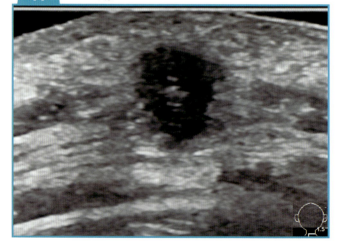

2 線維性腫瘍

**B** カラードプラ像

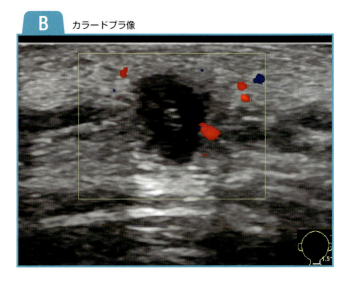

**C** エラストグラフィ

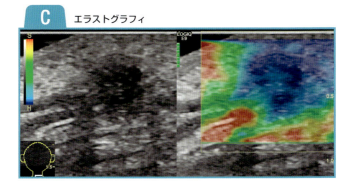

85

## Case 1 画像の読み方

# 皮膚線維腫
dermatofibroma

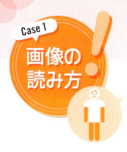

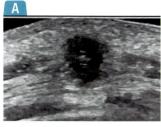

**図1 Bモード像**
真皮から皮下に辺縁不整な低エコー腫瘤を認める。中央部に点状高エコーを伴う。後方エコーは、軽度に増強している。

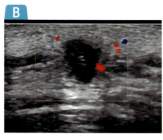

**図2 カラードプラ像**
腫瘤の内部に血流表示は認めない。

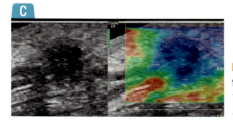

**図3 エラストグラフィ**
低エコー腫瘤の周囲まで青色に表示され、硬いことがわかる。

2 線維性腫瘍

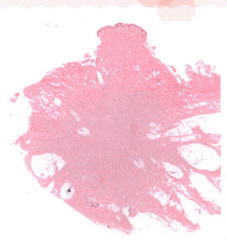

**図4 病理像**
真皮内から皮下に膠原線維や線維芽細胞、組織球が増殖して境界不明瞭な結節状病変を呈する。

## 皮膚線維腫の特徴&エコー所見

- 微小な外傷に対して反応性に増殖した良性腫瘍。
- 真皮から皮下の結節である。
- 境界は比較的明瞭であるが、腫瘍が周囲の組織に浸潤する像を反映して星形もしくは不整に毛羽立ったようにみえることもある。
- 内部は均質な低エコー。点状〜塊状高エコー域を伴うこともある。
- 血流表示は乏しい。

### アドバイス

- 辺縁不整であるため悪性との鑑別が必要であるが、悪性と異なり内部に血流はない。
- 表面が褐色調であるなど特徴的な所見が、鑑別のポイントである。

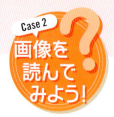

## Case 2 画像を読んでみよう！

### 55歳、男性

**依頼理由** 数年前に左肩を虫に刺され、その後に腫瘤が増大してきた。軽度の掻痒を伴っている。

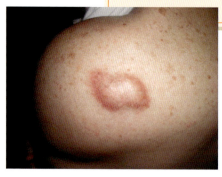

**臨床像**
くるみ大のやや赤みのある硬い腫瘤を認める。

### A　Bモード像

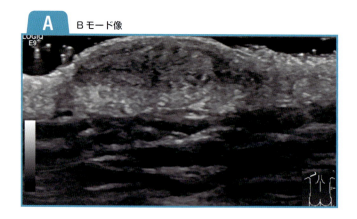

2 線維性腫瘍

### B パワードプラ像

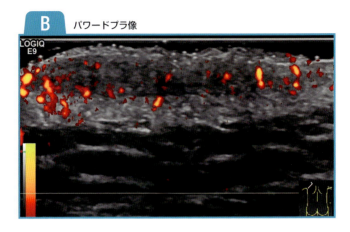

### C エラストグラフィ

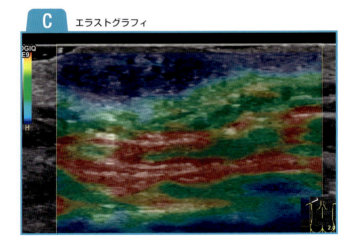

## Case 2 画像の読み方

# 肥厚性瘢痕・ケロイド

hypertrophic scar・keloid

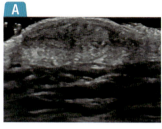
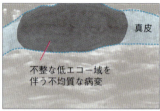

**図1 Bモード像**
真皮が肥厚し、その中に不整な低エコー域を伴う不均質な病変を認める。

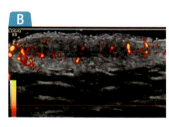

**図2 パワードプラ像**
軽度の血流増加を認める。

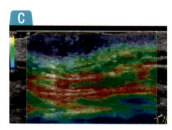

**図3 エラストグラフィ**
病変は深部の真皮より青色に表示され、硬いことがわかる。

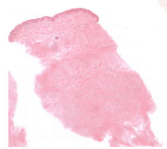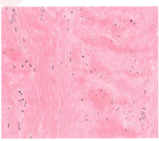

図4 **病理像**
線維芽細胞と膠原繊維の増加を認める。

## 肥厚性瘢痕・ケロイドの特徴＆エコー所見

- 前胸部、顔面、上腕、背部に好発する。
- 肥厚性瘢痕では外傷部位を越えて周囲に拡大はせず隆起し紅色調も少ないのに対して、ケロイドは外傷部位の範囲を越えて増殖する。
- エコーでは病変は真皮に限局しているため、真皮が肥厚し、内部に不整な低エコー域を認める。
- 血流は軽度増加しているが、肥厚性瘢痕かケロイドか、また病期によっても変化する可能性がある。

## Case 3 画像を読んでみよう！

### 69歳、女性

**依頼理由** 数年前より右足底に皮下腫瘤が出現し徐々に増大、歩行時に疼痛を認めるようになった。

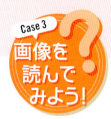

**臨床像**
右足底土踏まずに皮下と癒着する弾性硬の結節を認める。

### A Bモード像

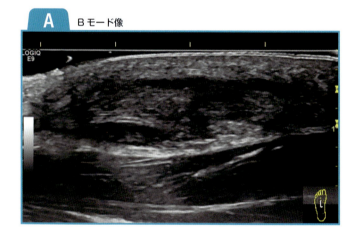

2 線維性腫瘍

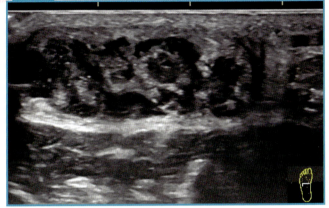
B　Bモード像

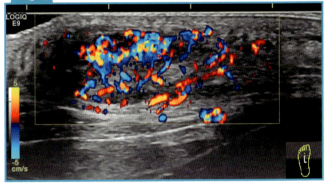
C　カラードプラ像

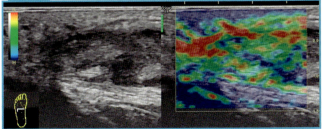
D　エラストグラフィ

93

# Case 3 画像の読み方

# 手掌足底線維腫症

palmoplantar fibromatosis

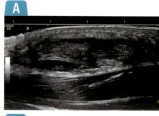
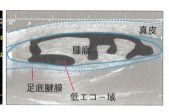

### 図1 Bモード像
足底腱膜と連続する境界明瞭な紡錘形腫瘤。内部は不均質で低～高エコー域が混在する。

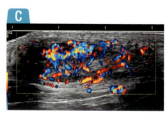
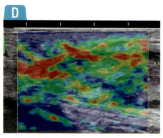

### 図2 カラードプラ像
腫瘤内部に豊富な拍動性血流表示を認める。

### 図3 エラストグラフィ
低エコー域は緑色に表示され、赤色の周囲皮下組織より硬いが、青色の筋膜より軟らかい。

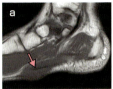 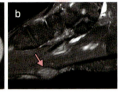

図4 MRI所見
T1強調像で筋肉と等信号（a：→）、T2強調像で筋肉よりやや高信号（b：→）を示す。

## 手掌足底線維腫症の特徴＆エコー所見

- 手掌足底の腱膜の増生による線維腫症。
- 中高年の男性に好発し、糖尿病などを合併することが多い。
- エコーでは手掌足底の腱膜と連続する低エコー腫瘤である。
- 豊富な血流の増加を伴っている。
- 手掌線維腫症（デュプイトラン拘縮）と同義とされるが、エコーでは不整形低エコーで血流も乏しくやや異なる。

### Supplement デュプイトラン拘縮（Dupuytren's contracture）

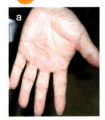 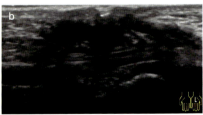

図　臨床像（a）とBモード像（b）
手掌に皮下硬結を認め、拘縮を伴っている（a）。エコーでは皮下に低エコー域を認め後方エコーの減衰を伴う（b）

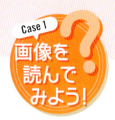

## Case 1 画像を読んでみよう！

### 63歳、女性

**依頼理由** 数ヵ月前より左3趾に疼痛を伴う硬結を自覚。

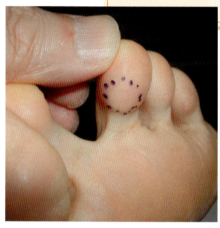

**臨床像**
左3趾末節に皮下硬結を触知する。

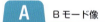

**A** Bモード像

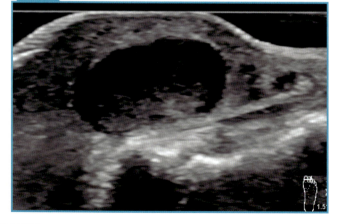

3 筋肉・骨格系腫瘍

**B** カラードプラ像

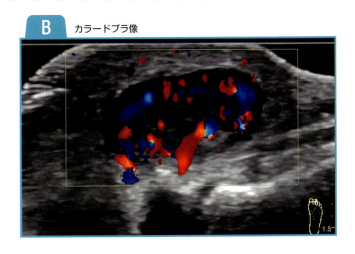

**C** パルスドプラ像

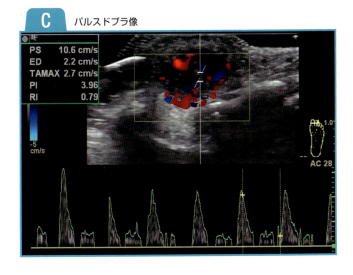

Case 1 画像の読み方

# 血管平滑筋腫
angioleiomyoma

**図1 Bモード像**
真皮から皮下に境界明瞭な低エコー腫瘤を認める。内部は均質な低エコーである。

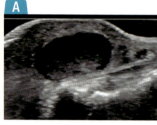
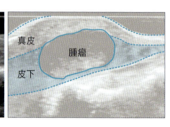

**図2 カラードプラ像（B）とパルスドプラ像（C）**
腫瘤内部に豊富な拍動性の血流がみられる。

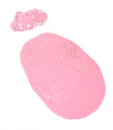
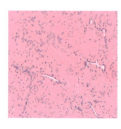

**図3 病理像**
境界明瞭な結節性病変。葉巻型の核をもつ平滑筋線維束と大小の血管腔が増加している。

3 筋肉・骨格系腫瘍

## 血管平滑筋腫の特徴&エコー所見

- 下肢に好発し、疼痛・圧痛を伴うことが多い。
- 境界明瞭な低エコー腫瘤である。
- ドプラ法では内部に豊富な拍動性血流表示を認める。
- 大きな腫瘤では血管腔も大きく血管性病変との鑑別が必要な場合がある。
- 平滑筋腫も同様の所見を呈するが、血管平滑筋腫より血流は乏しい。

## アドバイス

- 血流表示が豊富であり、悪性病変との鑑別が必要であるが血管平滑筋腫は血流に広狭不整が少なく、悪性と比較して分布も均一である。
- 形態的にも境界明瞭で辺縁整である。
- 疼痛を伴うことが多い。

### Supplement 平滑筋腫（leiomyoma）

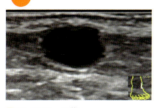
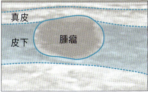

**図1　Bモード像**
皮下に境界明瞭で内部均質な低エコー腫瘤を認める。

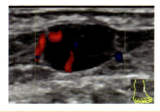

**図2　カラードプラ像**
病変内部に血流表示がみられる。血管平滑筋腫より血流表示はやや乏しい。

# 知っておこう！ 外骨腫・爪下外骨腫

## ❶ 外骨腫（exostosis）

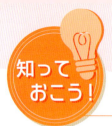

### 60歳、女性

**臨床像**
左前額部に皮下硬結を触知する。

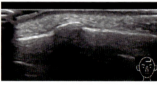
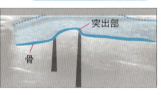

**図1　Bモード像**
前額部、骨の高エコーが部分的に突出している。

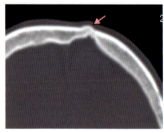

**図2　CT所見**
頭蓋骨と連続して結節状の骨性隆起を認める。

100

# 3 筋肉・骨格系腫瘍

## ❷ 爪下外骨腫（subungual exostosis）

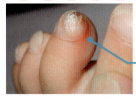

**12歳、男性**

**臨床像**
左3趾に圧痛を伴う結節が出現した。

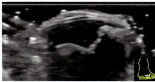
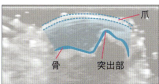
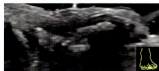
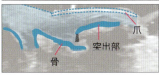

**図3 Bモード像**
末節骨の高エコーが突出している。

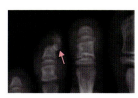

**図4 足趾X線所見**
左3趾末節骨が突出している。

### 外骨腫・爪下外骨腫の特徴&エコー所見

- 頭部や四肢に生じる異所性の骨形成。
- 硬い丘疹や結節が単発または多発する。
- 爪甲下に出現したものは爪下外骨腫という。
- 骨を反映して線状の高エコーが突出する像を認める。
- 音響陰影を認める。

### アドバイス

- 骨や石灰化の鑑別はCTや単純X線も有用である。

101

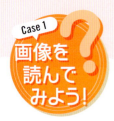

## Case 1 画像を読んでみよう！

### 79歳、女性

**依頼理由** 生下時から左上肢に赤色皮疹があった。徐々に盛り上がってきたため来院。

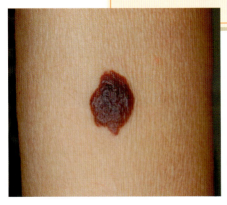

**臨床像**
左上肢に赤色結節を認める。

### A Bモード像

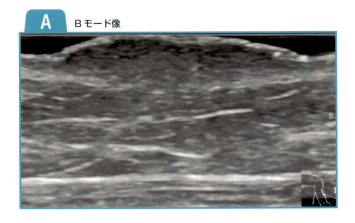

4 血管性病変

**B** カラードプラ像（非圧迫時）

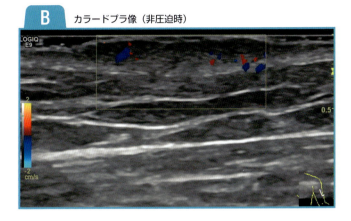

**C** カラードプラ像（圧迫時）

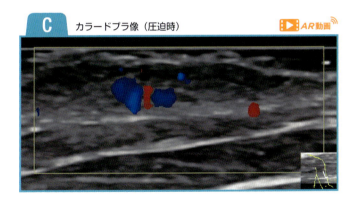

## Case 1 画像の読み方

# 毛細血管奇形
## （単純性血管腫）
capillary malformation (hemangioma simplex)

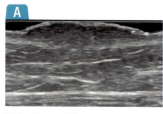

図1　Bモード像
真皮内の均質な低エコー域として捉えられる。血管腔は捉えられない。

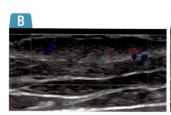
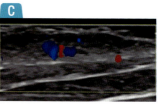

図2　カラードプラ像
プローブで圧迫すると血流表示がみられる（p.103 動画参照）。

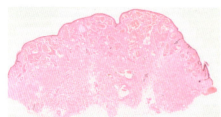
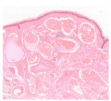

図3　病理像
真皮上層から中層に、大小の拡張した壁の薄い血管が増殖している。

4 血管性病変

## 毛細血管奇形の特徴&エコー所見

- 真皮毛細血管の限局性異常発達による赤色斑。
- 出生時に存在し、自然退縮はない。
- 境界明瞭で平坦であるが、加齢にともなって色調が濃くなり部分的に隆起し結節を生じることがある。
- 一般に片側性で顔面に好発する。
- 通常Bモードでは血管腔は不明瞭で、隆起し結節などを生じると真皮内の均質な低エコー域として認められる。
- 低流速のためプローブで圧迫すると血流が誘発される。時に動静脈奇形を合併することもある。

## アドバイス

- 生下時より存在することと、低流速のため圧迫により血流が誘発されることが重要である。

### Supplement 毛細血管奇形(動静脈奇形の合併)

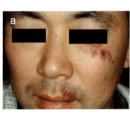
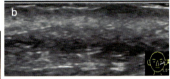
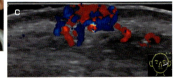

図 症例画像
a:臨床像。b:Bモード像。c:カラードプラ像。
生下時より赤色皮疹があり、最近、結節状になった(a)。真皮内に不整な低エコー域を認め、一部は結節状である(b)。結節状の部分には豊富な血流表示を認め動静脈奇形を合併している(c)。

105

## Case 2

### 42歳、男性

**依頼理由** 8年前より右上腕に皮下腫瘤を自覚、徐々に増大傾向である。疼痛はない。

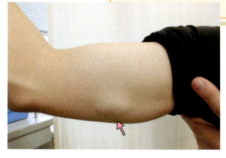

**臨床像**
右上腕に 4.5×2.5 cm の弾性硬の可動性良好な皮下腫瘤、表面はやや不整である。

### A Bモード像

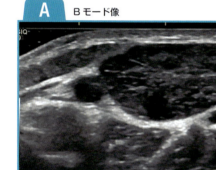

4 血管性病変

### B パワードプラ像

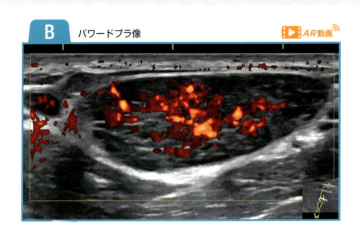

### C エラストグラフィ

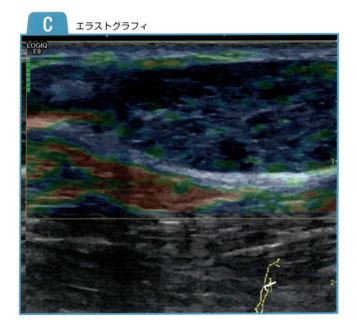

## Case 2 画像の読み方

# 静脈奇形（海綿状血管腫）

venous malformation（cavernous hemangioma）

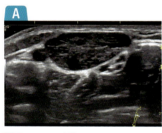

**図1 Bモード像**
境界明瞭な低エコー腫瘤を認める。内部に圧迫で形状が変化する大小の無エコー域（血管腔）と線状高エコーの隔壁が多数認められ、一部は集簇して充実性に観察される。

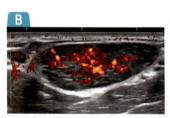

**図2 パワードプラ像**
軽く圧迫しながらスイープすると内部に血流表示が誘発される（p.107動画参照）。

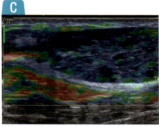

**図3 エラストグラフィ**
青と緑が混在し、周囲皮下組織よりやや硬く表示されている。

4 血管性病変

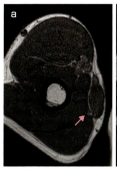
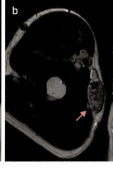

**図4 MRI所見**
T1強調像で筋肉と等信号（a）、T2強調像で内部不均一な高信号（b）を示す（→）。

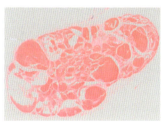

**図5 病理像**
内部に赤血球を入れる大小の血管構造を多数認める。

 圧迫による内部エコーの変化

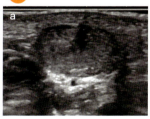
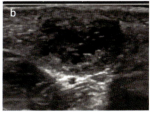

**図 Bモード像**
a：圧迫前。b：圧迫後。
圧迫すると容易に扁平化した。圧迫前の内部エコーはもやもやエコーのためやや高エコーであったが、圧迫後は隔壁エコーを伴う無エコー域に変化した。

109

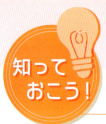

# 静脈奇形（静脈性蔓状血管腫）
venous malformation（racemose hemangioma）

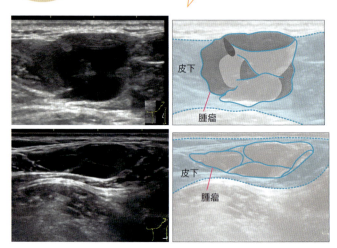

**図1　Bモード像**
外頸静脈から連続する約2cm大の隔壁を伴う囊胞様腫瘤を認める。

▶AR動画

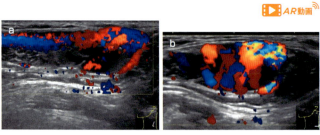

**図2　カラードプラ像**
圧迫（a）と圧迫解除時（b）で血流表示が変化する。

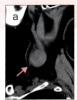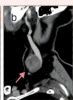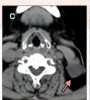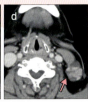

#### 図3 造影CT所見
a：矢状断像（単純）。b：矢状断像（造影後期相）。c：水平断像（単純）。d：水平断像（造影後期相）。
左外頸静脈に連続する境界明瞭な腫瘤を認める（→）。造影後期相では内部が不均一でモザイク状に造影される。

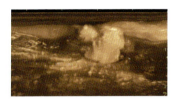

#### 図4 B-Flow 積算画像
低流速の血流感度が高いB-Flowで病変と外頸静脈のスイープ像を積算すると、外頸静脈と隔壁により区切られている静脈奇形の全体像がよくわかる。

## 静脈奇形の特徴＆エコー所見

- 真皮深層から皮下の奇形静脈の増殖。
- 軟らかい皮下腫瘤で、表面の皮膚はやや青みを帯びた色調にみえることが多い。
- エコーでは真皮から皮下の、圧迫で容易に変形する大小の囊胞様構造の集簇や多房性囊胞、内部は無エコーからやや高エコーまでさまざまで、プローブの圧迫で内部エコーが変化することもある。
- 流速が遅いため通常の血流表示では血流を認めない場合が多く、圧迫と非圧迫時で血流表示が変化するのが特徴である。

## アドバイス

- 圧迫で容易に変形することがリンパ管腫との鑑別に有用である。

## Case 3 画像を読んでみよう!

### 12歳、女性

**依頼理由** 幼少時より下肢の左右差を指摘されていた。2～3年前より左下肢に暗赤色斑を認めるようになった。

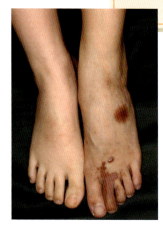

**臨床像**
左2趾や、足背に紫紅色斑と腫脹を認める。左下腿が右より太く、温度差もある。

### A Bモード像

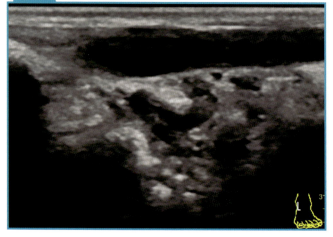

4 血管性病変

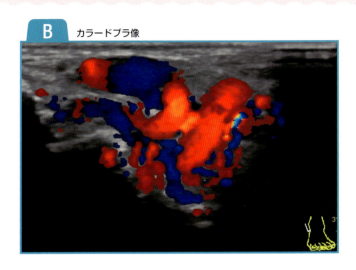

B カラードプラ像

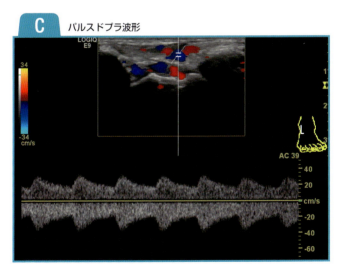

C パルスドプラ波形

113

# Case 3 画像の読み方

# 動静脈奇形

arteriovenous malformation：AVM

### 図1 Bモード像
皮下に拡張屈曲蛇行した異常血管を多数認め、全体に高エコーを呈している。

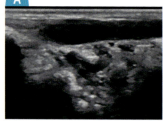

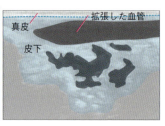

### 図2 カラードプラ像
Bモード像では確認できない細かな異常血管が、拡張した血管とともにモザイク状に血流表示される。

### 図3 パルスドプラ波形
パルスドプラ波形は両方向性で拡張期にも血流速度が低下せず動静脈シャントを疑う所見である。

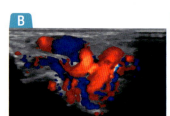

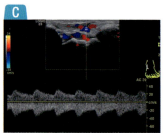

### 図4 パルスドプラ波形（両側膝窩動脈）
右膝窩動脈は正常波形、左膝窩動脈は高流速で拡張期も流速が低下しない。

4 血管性病変

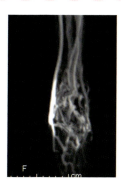

**図5 下肢MRA所見**
左足に屈曲蛇行する異常血管が認められ、早期より静脈が描出されている。動静脈シャントが疑われる動静脈奇形の所見である。

## 動静脈奇形の特徴&エコー所見

- 毛細血管を介さない動脈と静脈の吻合の集簇(nidus)からなる先天性の血管奇形。
- 成長とともに増大し、熱感や拍動、皮膚温の上昇を認める。
- 四肢の動静脈奇形では患肢の肥大・成長を伴うこともある(Klippel-Trenaunay Weber症候群)。
- エコーでは皮下に屈曲蛇行した異常血管を多数認め、nidusは高エコーに描出される場合もある。カラードプラ法では異常血管がモザイク状に血流表示され、パルスドプラで拡張期の速いシャント血流を認める。

## アドバイス

- カラードプラ法でみられるモザイク状の血流表示が特徴。
- 正常側と比べて血流速度が速く、収縮期と拡張期の流速の差が乏しいシャント血流が診断の決めてとなる。

## Case 4

### 画像を読んでみよう！

**13歳、男性**

依頼理由 生後2、3ヵ月頃に左頬部の腫脹に気づいた。成長とともに増大してきた。

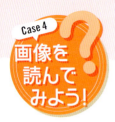

**臨床像**
左頬部から顎下部に約5cm大の軟部腫瘤を触知する。

### A　Bモード像

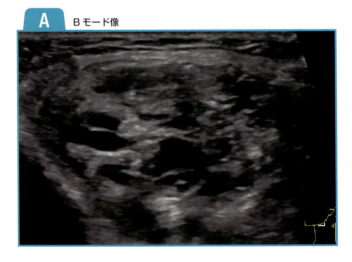

4 血管性病変

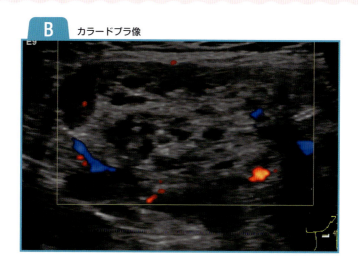
B カラードプラ像

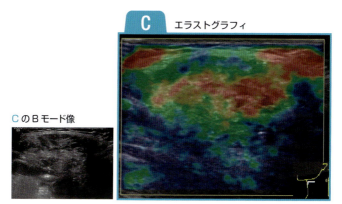
C エラストグラフィ

CのBモード像

117

# Case 4 画像の読み方

# リンパ管腫
lymphangioma

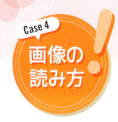
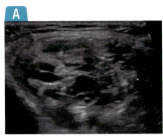

### 図1 Bモード像
筋膜下に大小の嚢胞様構造を伴い境界不明瞭な、やや高エコーの充実性を示す腫瘤を認める。

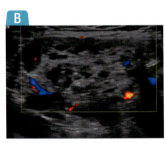
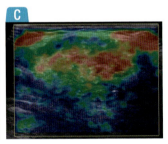

### 図2 カラードプラ像
腫瘤の辺縁や内部にわずかに血流表示を認める。

### 図3 エラストグラフィ
腫瘤内部の硬さは不均一で、この断面では中央部がやや軟らかく表示されている。

4 血管性病変

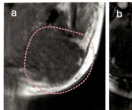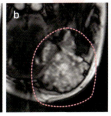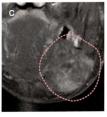

### 図4 造影MRI所見
腫瘤は大部分がT1強調像で低信号（a）、T2強調像で不均一な高信号（b）、造影後のMRIでは不均一な造影（c）を認める。

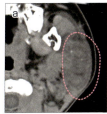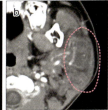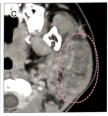

### 図5 造影CT所見
単純CTでは筋肉よりも低濃度を示し（a）、造影（b：造影早期相、c：造影後期相）では辺縁や内部にごく淡い不均一な濃染を認める。

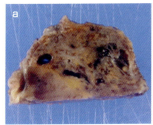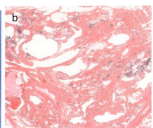

### 図6 摘出標本（a）と病理像（b）
大小の拡張したリンパ管を認める。

# 知っておこう! 真皮内の限局型リンパ管腫と皮下のリンパ管腫

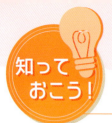

**7歳、男性**

臨床像
左肩に小水疱を伴う皮下腫瘤を認める。

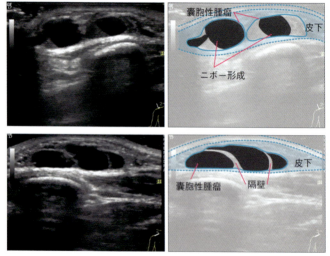

#### 図1 Bモード像
真皮表層のリンパ管腫は捉えられていないが、皮下に隔壁を伴う囊胞性腫瘤を認める。一部にデブリを認め、ニボー形成が認められる。それぞれの腔に交通がなく圧迫でも容易に変形しない。

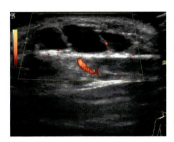

**図2 パワードプラ像**
腫瘤内部に血流表示を認めない。

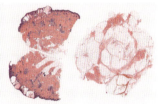

**図3 病理像**
真皮から脂肪層にかけて多数の拡張したリンパ管を散在性に認める。

## 皮膚・皮下のリンパ管腫の特徴&エコー所見

- 皮膚、粘膜、皮下組織もしくはリンパ節レベルでリンパ管形成異常があり限局性にリンパ液が貯留した状態。
- 出血や感染を合併した場合は、痛みや発赤を認めることがある。
- 真皮から皮下に大小の嚢胞の集簇像や内部に薄い隔壁を伴う嚢胞性腫瘤として描出される。個々の管腔が小さい場合は、高エコーの充実性腫瘤として観察される。
- 出血や炎症を伴うと、微細粒状エコーやデブリにより低エコーを示したりニボー形成を認める。
- それぞれの腔に交通がなく、圧迫でも容易に変形しない。
- 辺縁や隔壁にわずかに血流を認めることがあるが、内部には血流表示を認めない。

### アドバイス

- 圧迫で変形しないことが静脈奇形との鑑別に有用である。
- MRIのT2強調像は、病変の広がりを把握するのに有用である。

## Case 5 画像を読んでみよう！

### 44歳、女性

**依頼理由** 約3ヵ月前から右足背側に皮下腫瘤が出現した。

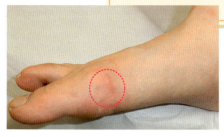

**臨床像**
右足背に圧痛を伴う、皮下結節がみられる。

### A  Bモード像

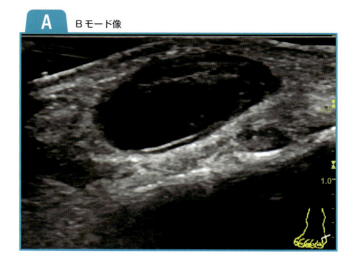

4 血管性病変

### B カラードプラ像

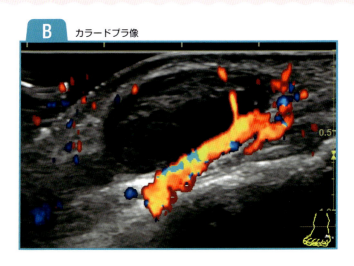

### C エラストグラフィ

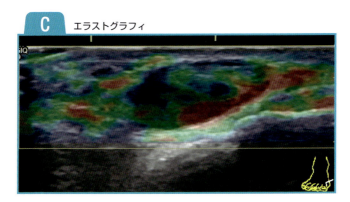

## Case 5 画像の読み方

# 血栓
thrombus

**図1 Bモード像**
皮下に境界明瞭な楕円形の無～低エコー腫瘤を認め、後方エコーの増強を伴っている。周囲に一層の無エコー域を認める。

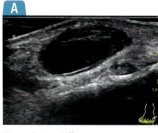

**図2 カラードプラ像**
腫瘤の周囲に血流表示を認めるが、内部には血流表示を認めない。

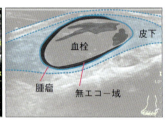

**図3 エラストグラフィ**
周囲皮下組織に比べてやや硬く表示されている。

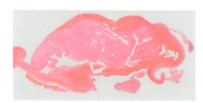

**図4 病理像**
やや器質化した血栓であった。

4 血管性病変

## 血栓の特徴＆エコー所見

- 真皮内〜皮下に境界明瞭で、周囲に一層の無エコー域を認め、内部は無〜低エコーの腫瘤として捉えられる。
- 器質化が進むと血栓の輝度が高くなり、血栓内に拍動性の血流を認めることもある。

## アドバイス

- Bモード像は表皮嚢腫などとも類似しているが、高エコー域周囲に無エコーな領域が一層あることが特徴である。
- 通常、内部に血流表示はないが、拍動性血流がみられることがある。

### Supplement 血栓（血栓の輝度が高い例）

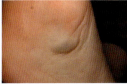

**図1 臨床像**
69歳、男性。約半年前から右足底に皮下腫瘤が出現。右足底遠位に17×5 mmの弾性やや硬で圧痛を伴う皮下結節がみられる。

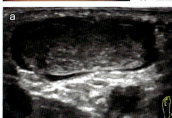
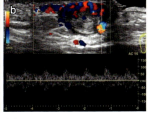

**図2 Bモード像（a）とパルスドプラ像（b）**
周囲に一層の無エコー域を伴う低〜やや高エコーの腫瘤を認める（a）。腫瘤内部に拍動性の血流を認める（b）。

## Case 6 画像を読んでみよう！

### 58歳、女性

**依頼理由** 数日前から右前腕に発赤と軽度の熱感を伴う硬結が出現した。

**臨床像**
前腕伸側に発赤を伴う境界やや不明瞭な硬結を認める。

 Bモード像

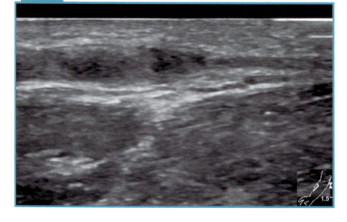

4 血管性病変

### B Bモード像

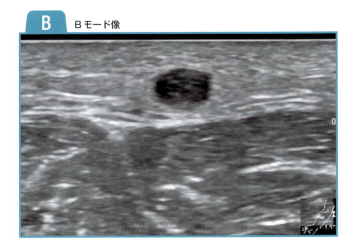

### C カラードプラ像

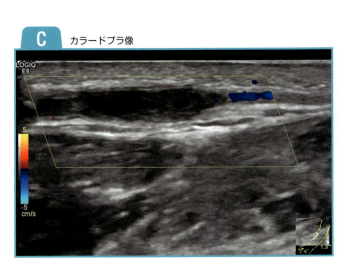

127

# 血栓性静脈炎
## （表在性）

thrombophlebitis（superficial）

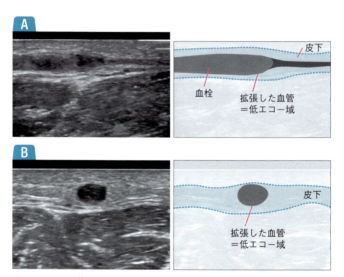

### 図1 Bモード像

皮下に拡張した血管腔と思われる低エコー域を認める。拡張した部分は圧迫で容易に変形しない。周囲の皮下はやや高輝度になっている。

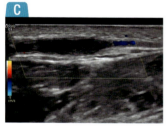

### 図2 カラードプラ像

拡張した部分では血流表示は認めないが、末梢側では血流表示を認め、血管と連続している。

4 血管性病変

## 血栓性静脈炎の特徴&エコー所見

- 血栓形成を伴う静脈の炎症。
- 静脈内カテーテル留置部などに好発し、静脈の走行に一致して生じる有痛性索状硬結。
- エコーでは皮下に低エコー管腔構造を認める。
- 圧迫で変形せず拡張している部分では内部に血流を認めないが、正常血管に連続する部分では血流表示が再開している。

### アドバイス

- 血流表示が再開しているのを確認することで血管と判断可能である。

Lecture

## モンドール病(Mondor's disease)

- 胸部、上腹部、上肢の皮下に索状硬結として出現する血栓性静脈炎。疼痛を伴うことが多い。
- エコー所見は血栓性静脈炎と同様である。

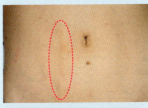

図1 臨床像
腹部正中右側の索状硬結。

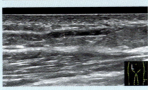
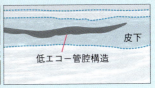

図2 Bモード像
皮下に低エコー管腔構造がみられる。ドプラ法では、血流表示は認めない。

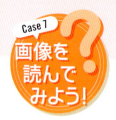

## Case 7 画像を読んでみよう！

### 51歳、男性

**依頼理由** 約半年前より特に誘因なく、右頬部に紅褐色の皮膚腫瘤が出現し、増大傾向である。

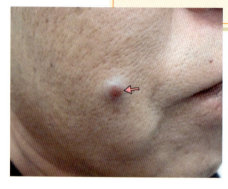

**臨床像**

右頬部に紅褐色の軟らかい腫瘤を認め、皮下にコイン大程度の皮下硬結を触知する。

A  Bモード像

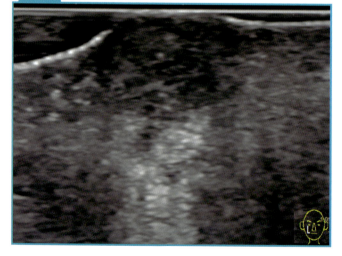

4 血管性病変

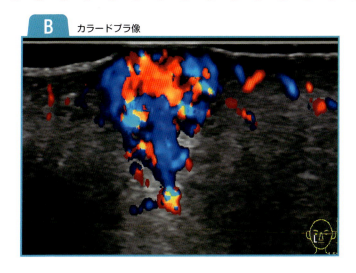

B カラードプラ像

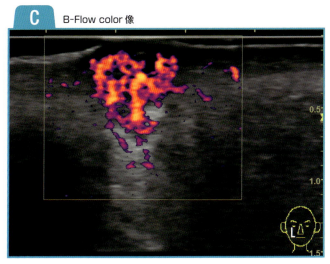

C B-Flow color 像

## Case 7 画像の読み方

# 毛細血管拡張性肉芽腫
### telangiectatic granuloma

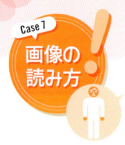

#### 図1 Bモード像
真皮から皮下に辺縁やや不整で比較的境界明瞭な低エコー腫瘤を認める。内部に管腔様の無エコー域や点状の高エコー域を認める。

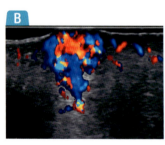

#### 図2 カラードプラ像
腫瘤全体に非常に豊富な血流表示を認める。

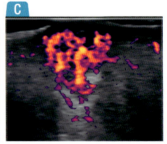

#### 図3 B-Flow color像
腫瘤全体に細かい血管が網目状に存在することがわかる。

# 4 血管性病変

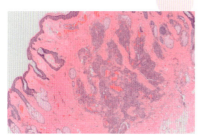

**図4 病理像**
真皮から皮下に毛細血管の過形成よりなる小葉が集合する像を認める。

## 毛細血管拡張性肉芽腫の特徴&エコー所見

- 外傷などが誘因となって生じる毛細血管の増殖性病変。
- 頭部、顔面、手（指、掌）に好発する。
- 直径数mm～2cmの易出血性紅色の軟らかい腫瘤。
- 通常は有茎性の隆起した病変であり、診断が容易であるが、時に真皮内病変を形成し診断が困難な場合がある。
- エコーでは辺縁はやや不整だが比較的境界明瞭な腫瘤。
- 内部は低エコーで一部高エコー域も混在する。
- 内部に豊富な血流表示を認め、流入する拍動性血流を認める。

## アドバイス

- 呈示症例のように、真皮から皮下に病変を認める場合、エコー検査上は血流豊富な軟部腫瘤や脈管系腫瘤との鑑別が問題となる。

Case 8

## 画像を読んでみよう！

**41歳、男性**

依頼理由　数年前から寒冷時に増悪する爪の疼痛を自覚。

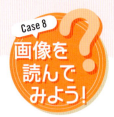

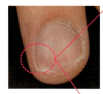

臨床像
左中指爪床遠位に3×2 mmの紫紅色斑がみられる。

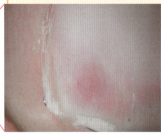

 Bモード像

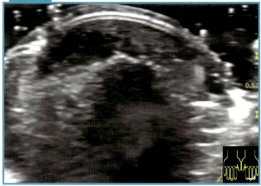

4 血管性病変

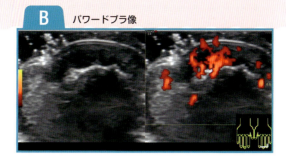
B パワードプラ像

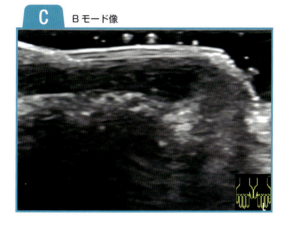
C Bモード像

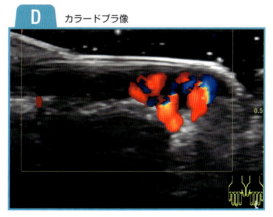
D カラードプラ像

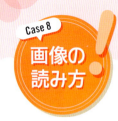

# グロムス腫瘍
glomus tumor

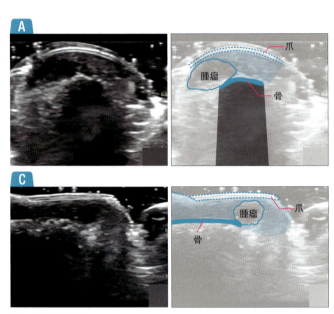

### 図1 Bモード像
爪甲下に辺縁やや不整で内部均質な低エコー腫瘤を認める。

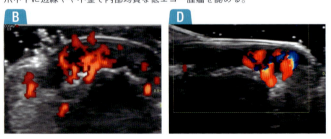

### 図2 パワードプラ像（C）とカラードプラ像（D）
低エコー腫瘤に一致して拍動性の豊富な血流表示を認める。

4 血管性病変

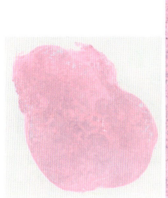
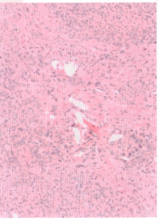

図3 病理像
結節状の病変。グロムス細胞の増殖と血管の増生を認める。

## グロムス腫瘍の特徴＆エコー所見

- 四肢に好発するが特に手指の爪甲下に好発する。
- 大きさは数mmから1cm程度で、激痛を伴うものが多い。時に拍動痛を伴い、寒冷などで増悪する。
- エコーでは爪甲下に血流の増加を伴う低エコー腫瘤を認める。

## アドバイス

- 爪床は正常でも比較的血流豊富な部位であるため、正常との比較が重要である。
- 不整な低エコー域に一致して正常より血流の増加を伴っていれば腫瘍性の腫瘤の可能性を疑う。

## 疾患概論 血管性病変

### 血管病変の分類

海綿状血管腫、苺状血管腫、ポートワイン斑などの名称で呼称されてきた血管性病変は、The International Society for Study of Vascular Anomalies（ISSVA）により血管性腫瘍と血管奇形の2種類に分類される。血管奇形はさらに毛細血管奇形、静脈奇形、リンパ管奇形、動静脈奇形に細分類され、国際的に標準化されてきた（表1、2）。この項では、ISSVA分類に準じて提示した。

> **Lecture**
> ### カラードプラ法のスライス厚によるアーチファクト

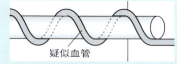

**図1　ファントム**

円筒の筒の周囲に疑似血管を図1のように配置したファントムをカラードプラ法で観察すると、図2aのようにスライス厚のためにあたかもファントム内を疑似血管が貫通しているように観察される。病変内に血流表示を認めた場合は、必ずその直交断面でも確認する必要がある（図2b、c）。

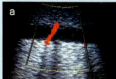 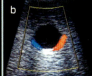 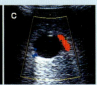

**図2　図1のカラードプラ像**
a：円筒長軸像。b、c：円筒短軸像。

4 血管性病変

**表1　血管性病変の分類**

| 分類 | 疾患名 |
|---|---|
| **血管奇形** | ・毛細血管奇形<br>・静脈奇形<br>・動静脈奇形<br>・リンパ管奇形 |
| **血管性腫瘍** | ・乳児血管腫<br>・先天性血管腫<br>・毛細血管拡張性肉芽腫 |
| **血栓** | ・血栓性静脈炎 |

**表2　ISSVA分類による血管奇形の分類とエコー所見**

| ISSVA分類 | 従来の分類 | エコー所見 |
|---|---|---|
| **毛細血管奇形**<br>・真皮内毛細血管の拡張。<br>・低流速血流。 | 単純性血管腫（ポートワイン斑） | ・Bモードでは不明瞭。結節状になると低エコー域として捉えられる。<br>・血流表示は乏しい。<br>・圧迫により血流表示を認める。 |
| **静脈奇形**<br>・異常に拡張、蛇行する静脈類似血管の集簇。<br>・低流速血流。 | 海綿状血管腫、静脈性蔓状血管腫 | ・多房性嚢胞状腫瘤。内部無エコー～高エコーまでさまざま。<br>・挙上や圧迫で虚脱。内部エコーの変化を認めることがある。<br>・静脈石を認めることがある。<br>・血流表示は乏しい。<br>・圧迫と圧迫解除により血流が誘発される。 |
| **動静脈奇形**<br>・毛細血管を介さない動脈と静脈の吻合の集簇（nidus）からなる。<br>・高流速血流。 | 動静脈奇形 | ・nidusは低エコーまたは高エコーで境界不明瞭であるが、流入血管や流出血管の拡張蛇行を認める。<br>・カラードプラでは高流速のモザイク状に血流表示される。<br>・FFT解析で流速の早い拍動性の乱流・シャント血流を認める。 |
| **リンパ管奇形**<br>・内部がリンパ液で充満した　大～小嚢胞の集簇からなり、個々の嚢胞に交通はない。 | リンパ管腫、ハイグローマ | ・内部無エコーで隔壁を認める。多数の隔壁により高エコーを呈する場合がある。<br>・局所の感染や出血を伴うと増大し、内部に微細粒状影やニボー形成を認める。 |

## Case 1 画像を読んでみよう!

### 81歳、女性

**依頼理由** 数年前に上眼瞼の結節に気づく。徐々に増大してきた。

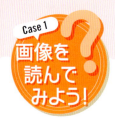

**臨床像**
右上眼瞼に約1cm大の発赤を伴う弾性硬の皮下結節を認める。

### A Bモード像

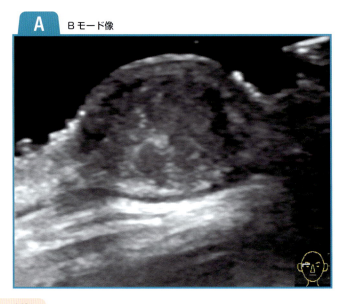

5 汗腺系腫瘍

### B Bモード像

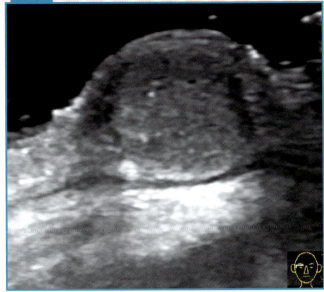

### C カラードプラ像

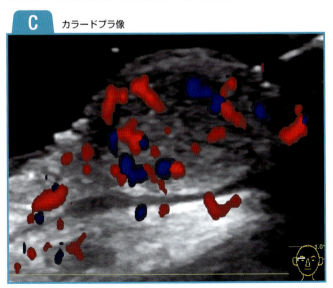

# 皮膚混合腫瘍

mixed tumor of the skin

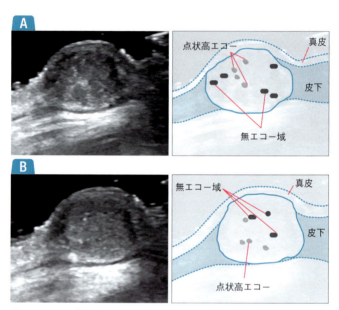

### 図1 Bモード像
真皮内から皮下に境界明瞭だが辺縁やや不整な低エコー腫瘤を認める。内部に点状の高エコーや無エコー域が散見される。

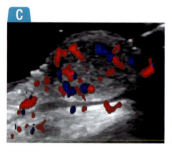

### 図2 カラードプラ像
腫瘍内部に血流表示を認める。

5 汗腺系腫瘍

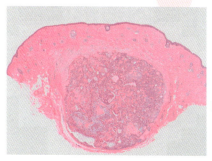

**図3　病理像**
真皮から皮下の結節。管腔構造や、間質にムチンの沈着を認める。

## 皮膚混合腫瘍の特徴＆エコー所見

- 顔面、とくに鼻や口唇周囲に好発し比較的多い。
- 被覆表皮と癒着し下床とは可動性のある硬い大豆大までの腫瘤。
- 軟骨様汗管腫ともいい、30％強に軟骨様間質性変化を認め、骨組織の形成を伴うこともある。
- 耳下腺内の混合腫瘍は多形腺腫と呼ばれる。
- エコーでは真皮と接する境界明瞭な低エコー腫瘤。
- 管腔構造やムチンの沈着を認める部分では無エコー域としてみられ、軟骨様基質や硝子様変性は点状の高エコーとしてみられたりする。

# 知っておこう！ 耳下腺内多形腺腫

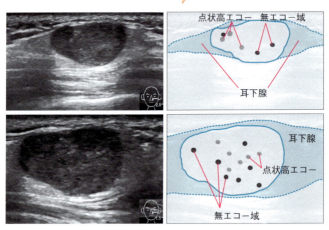

**図1　Bモード像**
左耳下腺内に境界明瞭低エコー腫瘤を認める。内部に点状高エコーや無エコー域を散見する。

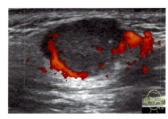

**図2　パワードプラ像**
辺縁に血管の走行を認めるが、内部には血流をごくわずかに認めるのみ。

5 汗腺系腫瘍

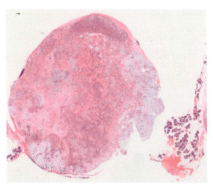

**図3 病理像**
境界明瞭な結節性病変。ムチンの沈着や管腔構造を認める。

## 耳下腺内多形腺腫の特徴&エコー所見

- 多形腺腫は、比較的頻度の高い耳下腺の良性腫瘍である。
- 真皮とは接さず、耳下腺内に存在する比較的境界明瞭な楕円形〜分葉状の低エコー腫瘤。
- 内部に点状の高エコーや無エコー域を伴うこともある。

### アドバイス

- 顔面（とくに頬部）では耳下腺由来の腫瘍との鑑別が重要である。

## Case 2 画像を読んでみよう！

### 73歳、男性

**依頼理由** 数年前から左眼の下に結節が出現し、徐々に増大してきた。

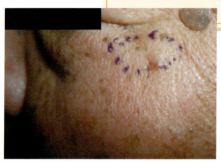

**臨床像**
左外眼角下方に小指頭大の弾性やや硬の皮下腫瘤を認める。

### A Bモード像

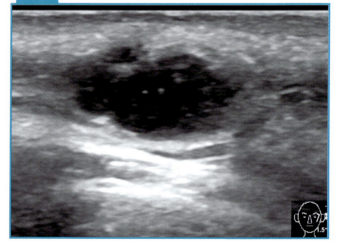

5 汗腺系腫瘍

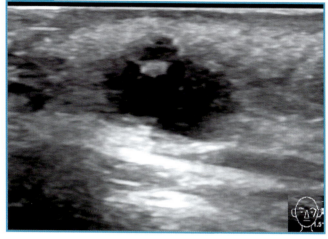
**B** Bモード像

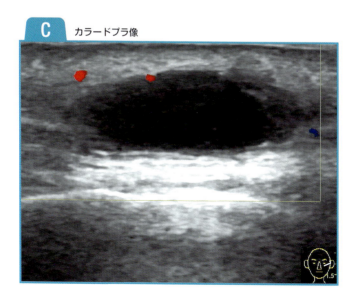
**C** カラードプラ像

147

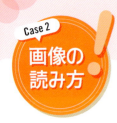

## Case 2 画像の読み方

# アポクリン汗嚢腫
apocrine hidrocystoma

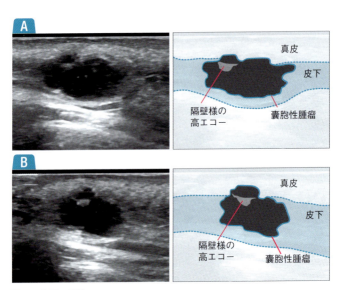

**図1 Bモード像**
左外眼角真皮内から皮下に長径1 cm大の辺縁やや不整な嚢胞性腫瘤を認める。後方エコーの増強を伴い、内部はほぼ均質な無エコーで、一部に隔壁様の高エコーを認める。

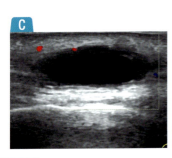

**図2 カラードプラ像**
腫瘤内部に血流を認めない。

5 汗腺系腫瘍

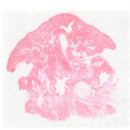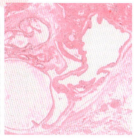

### 図3 病理像
囊胞内容物が消失して虚脱しているが、真皮内に数個の多房性囊腫様構築を認める。

## アポクリン汗嚢腫の特徴&エコー所見

- 中年成人の眼瞼周囲に発生する。
- 自覚症状のない単発性の青色もしくは黒色調丘疹やドーム状腫瘤。
- エコーでは真皮から皮下にかけての辺縁やや不整な嚢胞性腫瘤。
- 後方エコーの増強を伴い、隔壁様の高エコーを認める。
- 腫瘤内部に血流は認めない。

## アドバイス

- 病理組織では貯留した液体が排出されてしまっているので、エコー像とは異なっているようにみえる。

## Case 3 画像を読んでみよう！

### 27歳、女性

**依頼理由** 幼少期より存在した左眉毛部の皮下腫瘤が、圧痛を伴うようになった。

**臨床像**
左眉毛部外側に直径約2cm大の、境界明瞭なドーム状に隆起する皮下結節を認めた。

### A　Bモード像

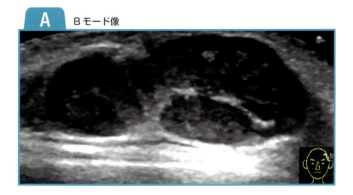

5 汗腺系腫瘍

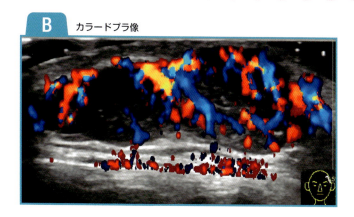

B カラードプラ像

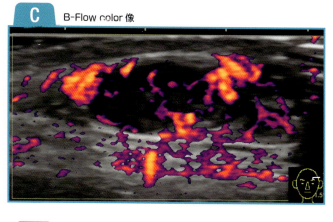

C B-Flow color 像

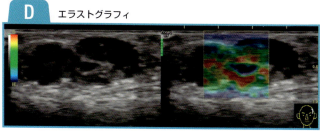

D エラストグラフィ

## Case 3 画像の読み方

# らせん腺腫
spiradenoma

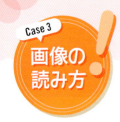

#### 図1 Bモード像
皮下に一部で真皮と接した、境界明瞭な分葉状低エコー腫瘤を認める。内部はやや不均質で、無エコーに近い領域と樹枝状高エコー域がみられる。

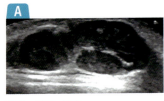
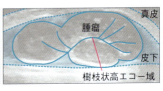

#### 図2 カラードプラ像（B）とB-Flow color像（C）
腫瘤内部の樹枝状高エコー域や辺縁部を中心に、豊富な血流表示がみられる。

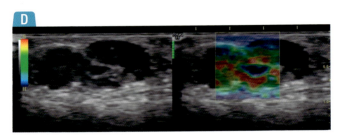

#### 図3 エラストグラフィ
腫瘤内部の樹枝状高エコー域は低エコー部に比べ軟らかい。

5 汗腺系腫瘍

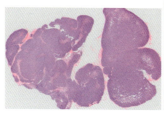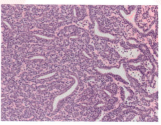

**図4　病理像**
多房性の病変。胞巣内には管腔構造が散見され、胞巣間には線維性間質がみられる。血管も散見される。

## らせん腺腫の特徴＆エコー所見

- 頭部、体幹、上肢などに単発する直径1〜2cm程度の硬い皮内〜皮下の結節。
- 通常は痛みを伴うことが多い。
- 汗腺系の良性腫瘍で、エクリン由来だけではなくアポクリン由来のものもあるため、現在はエクリンを付けずに「らせん腺腫」という。
- エコーでは境界明瞭な分葉状低エコー腫瘤を認める。腫瘍胞巣内は無エコーに近い領域として、胞巣間の線維性間質は樹枝状高エコー域として捉えられる。
- 主に樹枝状高エコー域に一致して豊富な血流を認める。

### アドバイス

- 樹枝状の構築を伴う多房性腫瘤であり、血流の増加も伴っているのが特徴である。

# Case 1 画像を読んでみよう!

## 65歳、女性

**依頼理由** 2ヵ月前から右臀部にしこりを自覚。徐々に増大し、疼痛を伴うようになってきた。

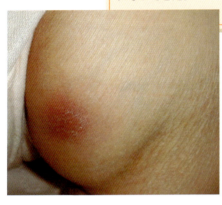

**臨床像**
右臀部に発赤と軽度の熱感を伴う皮下硬結を触れる。

### A Bモード像

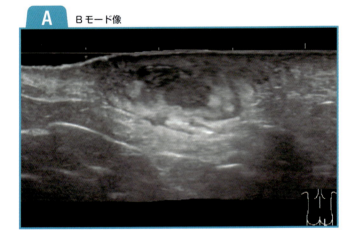

6 炎症性病変

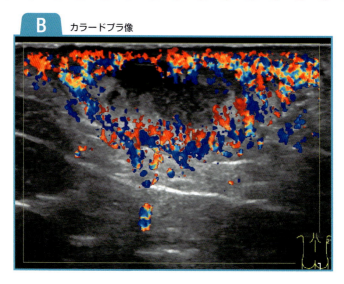

B カラードプラ像

C エラストグラフィ

CのBモード像

155

## Case 1 画像の読み方

# 膿瘍
abscess

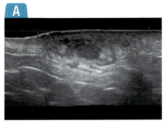

**図1 Bモード像**
皮下に不整な低エコー域を認め、周囲の真皮や皮下組織はやや高輝度で内部は不均質である。

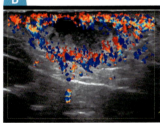

**図2 カラードプラ像**
不整な低エコー域を取り囲むように豊富な血流表示を認める。

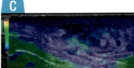

**図3 エラストグラフィ**
不整な低エコー域の周囲は硬く（青色）表示され、炎症が周囲に広がっていることがわかる。

6 炎症性病変

## 膿瘍の特徴&エコー所見

- 皮下に膿汁が貯留したもの。
- 発赤や腫脹・熱感を伴い、波動を触れることもある。
- エコーでは皮下に不整な低エコー域を認め、周囲の皮下組織は炎症の波及によりやや高輝度になる。内部はやや不均質である。
- 膿汁の貯留が多い場合は内部に流動性の液体を認めることもある。
- 周囲に血流増加を認める。

## アドバイス

- 感染兆候（発赤・熱感）を伴わない膿瘍もある。

### Supplement 非結核性抗酸菌性膿瘍

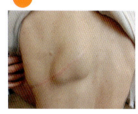

**図1 臨床像**
75歳、女性。背部の皮下腫瘤。
咽頭から非結核性抗酸菌が検出されている。

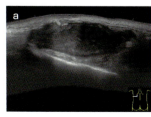
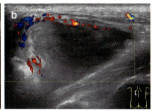

**図2 Bモード像（a：AR動画）とカラードプラ像（b）**
皮下に不整な低エコー腫瘤を認める。内部不均質で流動する液体を含んでいる（a）。周囲にわずかに血流表示を認める（b）。

157

## Case 2 画像を読んでみよう!

### 59歳、男性

**依頼理由** 庭木を手入れしていたところ、右こめかみ部が痛くなり膨れてきた。

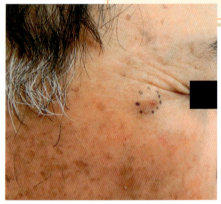

**臨床像**
右外眼角外側に大豆大の表面平滑な皮下腫瘤を触知する。

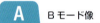

**A** Bモード像

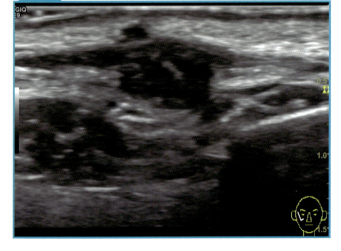

6 炎症性病変

### B Bモード像

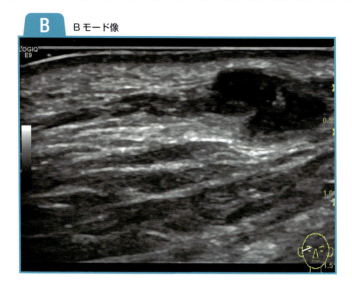

### C パワードプラ像

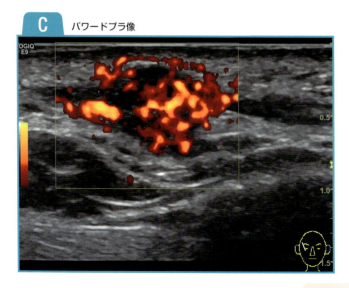

## Case 2 画像の読み方

# 異物肉芽腫
foreign body granuloma

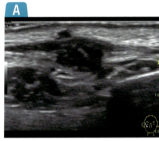

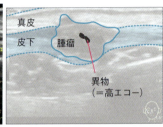

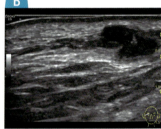

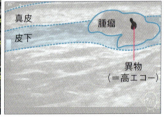

#### 図1 Bモード像
真皮から皮下に分葉状の境界明瞭な低エコー腫瘤を認める。内部に線状の高エコー病変（異物）がみられる。

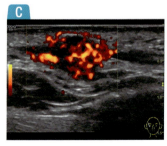

#### 図2 パワードプラ像
腫瘤内部や周囲に豊富な血流表示を認める。

6 炎症性病変

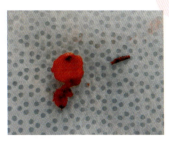

**図3 摘出標本**
摘出標本の内部には、木片が確認され異物肉芽腫であった。木片は境界やや不整な高エコーに描出されていた。

## 異物肉芽腫の特徴&エコー所見

- 通常は痛みを伴うことが多い。時に細菌や真菌感染を伴う。
- エコーでは異物を内部に含む境界明瞭な不整形低エコー腫瘤を示す。
- 異物の種類によりエコー像は異なるが、木片やとげなどは線状や棒状の高エコーに描出される。
- ドプラ法では、内部や周囲に豊富な血流表示を認める。

### アドバイス

- 血流表示が豊富で境界が不整であるため悪性病変との鑑別が必要である。疼痛があることと高エコーに描出される異物を見つけることが鑑別のポイントである。

# 知っておこう！ 異物肉芽腫いろいろ

## ❶ 木が刺さった後、傷が治らない

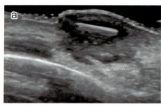
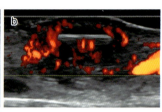
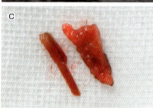

**図1　症例画像**

a：Bモード像。b：パワードプラ像。
c：切除標本。
真皮から皮下に不整な低エコー域を認める（a）。内部に線状の高エコー病変（異物）（a）、辺縁部に豊富な血流表示を認める（b）。木片を摘出した（c）。

## ❷ 針が刺さった後、痛みが続く

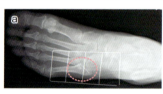
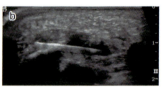

**図2　症例画像**

a：X線写真。b：Bモード像。
X線で高吸収の線状異物を認める（a）。エコーでは皮下に線状の高エコー病変（異物）と周囲に低エコー域を認める（b）。エコーガイド下に針を摘出した。

### アドバイス

- 単純X線より異物が存在する深さがわかる。

6 炎症性病変

## ❸ 鉛筆の芯が刺さった

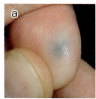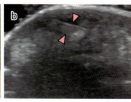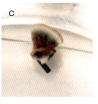

#### 図3 症例画像
a：臨床像。b：Bモード像。c：切除標本。
左中指先端に境界不明瞭で均一な淡青色斑を認める（a）。皮下に3mm程度の線状高エコーを認める（b：►◄）。鉛筆の芯が摘出された（c）。

## ❹ 帝王切開の既往あり

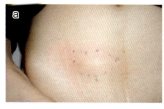

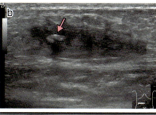
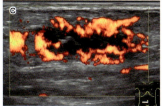

#### 図4 症例画像
a：臨床像。b：Bモード像。c：パワードプラ像。
右下腹部に圧痛と熱感を伴う鶏卵大の皮下腫瘤を認める（a）。皮下に境界明瞭な不整形低エコー腫瘤を認め、内部には異物と思われる高エコー病変を認める（b：→）。辺縁部を中心に豊富な血流表示を認める（c）。手術により縫合糸が摘出された。

## Case 3 画像を読んでみよう！

**79歳、男性**

**依頼理由** 前立腺癌で酢酸リュープリン製剤を皮下注射中。腕などに皮下腫瘤が多発してきた。

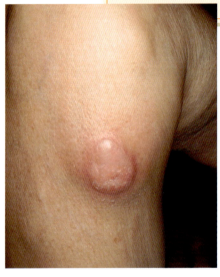

**臨床像**
上腕伸側に発赤を伴う皮下結節を認める。

**A** Bモード像

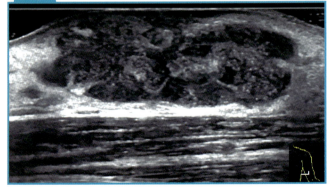

6 炎症性病変

**B** Bモード像

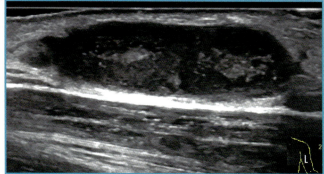

**C** カラードプラ像

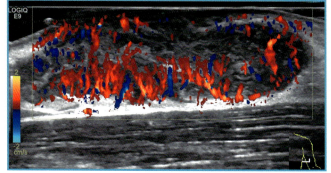

**D** エラストグラフィ

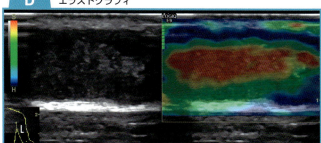

Case 3

# 画像の読み方

# 酢酸リュープリン製剤による肉芽腫(にくげしゅ)

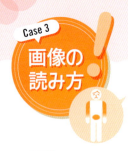
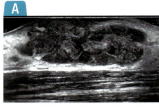
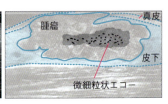
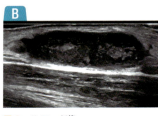
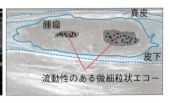

### 図1 Bモード像
真皮内から皮下に不整な分葉状腫瘤を認める。内部は不均質である。腫瘤の中央部には、わずかに流動性のある微細粒状エコーを伴っていた。

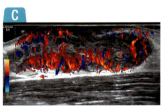
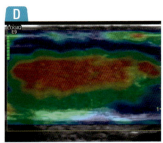

### 図2 カラードプラ像
腫瘤の辺縁を中心に、内部に著明な血流表示を認める。

### 図3 エラストグラフィ
腫瘤の中心部は非常に軟らかい。

6 炎症性病変

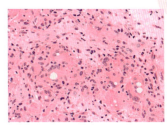

**図4 病理像**
真皮内に空胞を伴う異物巨細胞が多数みられる。

## リュープリン肉芽腫の特徴&エコー所見

- 酢酸リュープリン製剤の、皮下注射による肉芽腫である。
- 常色〜発赤を伴う皮下結節で、潰瘍形成を伴うこともある。
- しばしば注射部位に多発する。
- エコーでは真皮内から皮下の内部不均質で不整な分葉状腫瘤であり、豊富な血流表示を認める。

### アドバイス

- 不整で血流豊富な腫瘤であり、悪性腫瘍の多発皮下転移などとの鑑別が必要である。
- 皮下注射の使用歴と注射部位に一致しているかが、重要である。

## Case 4 画像を読んでみよう！

### 68歳、女性

**依頼理由** 関節リウマチで内服加療中。最近両手指腹側内側に皮下結節が出現してきた。

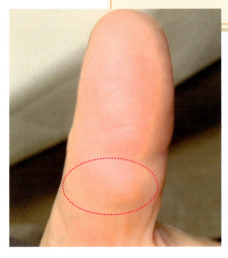

**臨床像**
左母指腹側内側に弾性やや硬の皮下結節を認める。

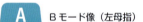

**A** Bモード像（左母指）

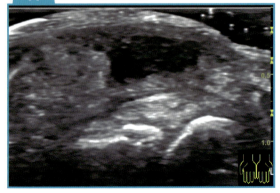

6 炎症性病変

**B** カラードプラ像（左母指）

**C** Bモード像（右第3指）

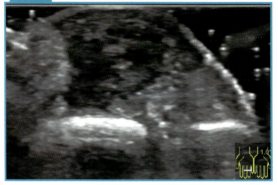

**D** カラードプラ像（右第3指）

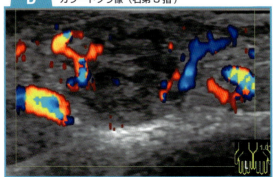

169

# Case 4 画像の読み方

# リウマトイド結節
rheumatoid nodule

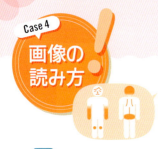

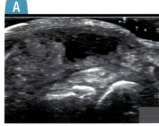
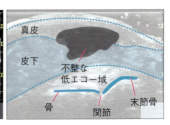

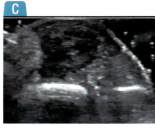
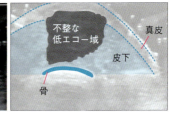

### 図1 Bモード像
真皮から皮下に境界比較的明瞭で不整な低エコー域を認める。内部はやや不均質である。関節との連続性は認めない。右第3指にも同様の病変が認められる。

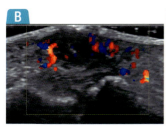
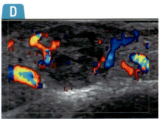

### 図2 カラードプラ像
低エコー域の辺縁部から周囲に血流表示を認める。

6 炎症性病変

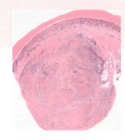

図3 病理像
真皮から皮下にかけて肉芽腫形成を認める。

## リウマトイド結節の特徴&エコー所見

- 関節リウマチの20%程度にみられる関節外症状である。
- 圧迫を受けやすい膝や臀部、後頭部、前腕などに好発する。ドーム状に隆起する固い真皮〜皮下の結節。多発することもある。
- エコーでは真皮から皮下の不整な低エコー域としてみられる。
- 内部はやや不均質で血流は低エコー域の辺縁や周囲に増加している。エコー所見は膿瘍などにも似ている。

Lecture

## サルコイドーシス(sarcoidosis)

- 多臓器に出現する原因不明の肉芽腫を伴う炎症性疾患。
- 25%程度で皮膚病変を生じ、結節型、局面型、びまん浸潤型などがある。

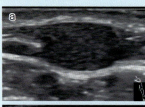
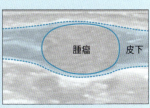
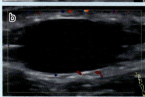

図 症例画像(結節型)
a:bモード像。b:カラードプラ像。皮下の境界明瞭な低エコー腫瘤である(a)。内部は均質で、血流表示は認めない(b)。

171

## Case 1 画像を読んでみよう！

**1歳6ヵ月、男児**

**依頼理由** 突然左腋窩に皮下腫瘤が出現した。

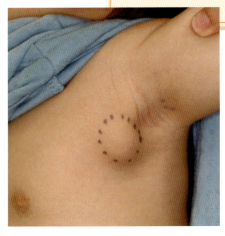

**臨床像**
左腋窩に2cm大の弾性やや軟の皮下結節があり、表面平滑で発赤圧痛はない。

### A  Bモード像

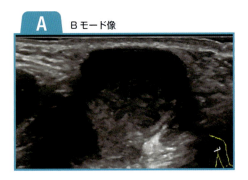

7 リンパ節

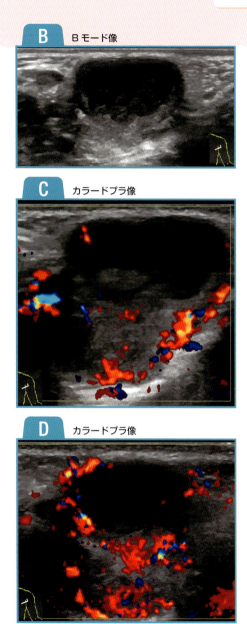

B Bモード像

C カラードプラ像

D カラードプラ像

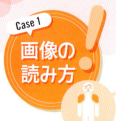

# Case 1 画像の読み方

# BCG接種関連リンパ節炎

BCG related lymphadenitis

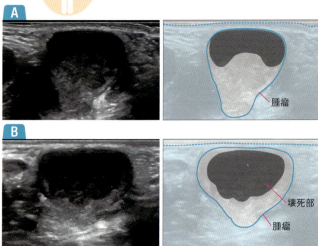

### 図1 Bモード像
皮下に境界明瞭な低エコー腫瘤を2ヵ所認める。いずれも境界明瞭、内部は不均質でより低エコーの部分を伴っている。

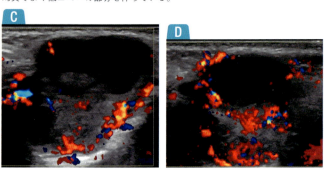

### 図2 カラードプラ像
腫瘤の辺縁には豊富な血流表示を認めるが、内部のより低エコーを示す部分には血流表示を認めない。

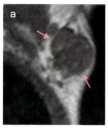 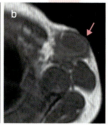 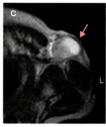

#### 図3 MRI所見

a：前額断像、T1強調像。b：水平断像、T1強調像。c：水平断像、T2強調像。左腋窩皮下に境界明瞭な腫瘤を2つ隣接して認める。T1強調像では低信号、T2強調像では高信号。エコーで内部により低エコーに観察される部位に一致してT1強調像でより低信号（b：→）、T2強調像ではより高信号（c：→）の部分を認める。

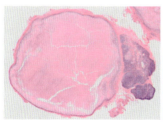 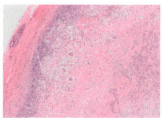

#### 図4 病理像

腫瘤は腫大したリンパ節で、病変の辺縁にはリンパ濾胞の形成がみられる。広範囲の壊死がみられ、その周囲に肉芽腫性変化と一部乾酪壊死様の変化を認める。病原菌はなくBCG接種の影響が考えられた。

### アドバイス

- 乳幼児の腋窩や上腕に疼痛や発赤のない皮下腫瘤をみたときは、BCG接種後か確認する。

# BCG接種関連リンパ節炎
## （周囲皮下脂肪組織に炎症波及）

**知っておこう！**

- BCG接種から1ヵ月過ぎた頃より接種部位の紅斑丘疹が目立ってくると同時に、その近傍に発赤を伴う皮下硬結が出現した。

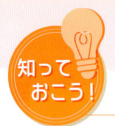

### 1歳、女児

#### 臨床像
左上腕に直径1cmほどの弾性硬の皮下腫瘤があり、周囲との可動性は良好である。

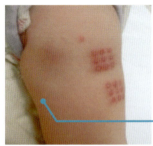
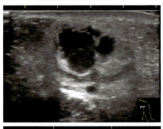
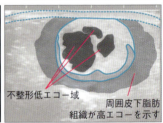
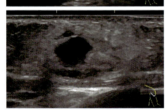
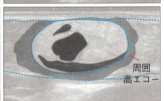

不整形低エコー域
周囲皮下脂肪組織が高エコーを示す
周囲高エコー

**図1　Bモード像**
皮下に帯状の低エコーが縁取りし、内部はやや高エコーで不整形の低エコーを伴う境界不明瞭な病変を認める。周囲皮下脂肪組織は高エコーを示す。

7 リンパ節

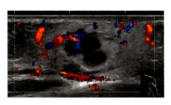

**図2 カラードプラ像**
周囲皮下脂肪組織には血流表示が増強している。経過よりBCG接種に関連したリンパ節腫大で、周囲皮下脂肪組織に炎症を伴う病変と考えられた。

Lecture

## BCG予防接種の副作用

BCG予防接種は小児の結核予防のために、生後5〜8ヵ月頃に実施される。副作用で最も多いとされるのが、腋窩リンパ節腫大である。接種後1〜2ヵ月頃に腫大してくることが多く、発熱や全身症状はない。通常は経過観察で6ヵ月くらいで小さくなることが多いとされている。臨床経過とエコーでリンパ節腫大以外の疾患を除外できれば、BCG予防接種後のリンパ節腫大として経過観察される。

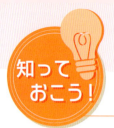

# 知っておこう！ さまざまなリンパ節病変

## ❶ 反応性リンパ節腫大①（reactive lymphadenopathy）

- 74歳、男性。
- 頸部リンパ節腫大。

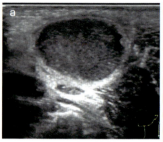

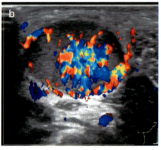

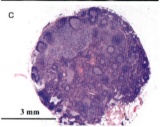

**図1　症例画像**

a：Bモード像。b：カラードプラ像。c：病理像。

皮下に境界明瞭類円形の低エコー腫瘤を認める。内部は比較的均質で、中心部に高エコー域はみられない（a）。カラードプラ法では辺縁に沿った血流と、中心部から辺縁に広がる豊富な血流表示を認める（b）。病理組織では正常リンパ球の増殖による腫大がみられ、反応性リンパ節腫大であった（c）。

## ❷ 反応性リンパ節腫大②

- 3歳、男児。
- 左上腕皮下の反応性リンパ節腫大。

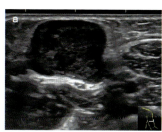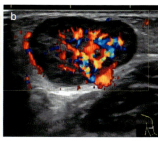

**図2 Bモード像（a）とカラードプラ像（b）**
皮下に境界明瞭分葉状の低エコー腫瘤を認める。内部は比較的均質で、中心部に高エコー域はみられない（a）。カラードプラ法では一部辺縁に沿った血流と、中心部から辺縁に広がる豊富な血流表示を認める（b）。

### 反応性リンパ節腫大の特徴&エコー所見

- ウイルス感染、細菌感染、炎症などに対する免疫系生体防御反応により所属リンパ節の腫大がみられる。
- エコーではリンパ節は腫大して楕円形～類円形となり、均質な低エコーで境界は明瞭である。中心部の高エコーは確認できないこともあるが、リンパ門から中央へ走行し、中央から扇状に辺縁へ向かう正常の血管構築がみられる。

### アドバイス

- 反応性に腫大したリンパ節はリンパ門が不明瞭でも、内部エコーが均質、リンパ門から辺縁に向かう正常血管構築を認める。

## ❸ 亜急性壊死性リンパ節炎（菊池病）
## (subacute necrotizing lymphadenitis〈Kikuchi's disease〉)

- 28歳、男性。
- 発熱、右頸部に疼痛を伴う腫脹。白血球減少を認める。

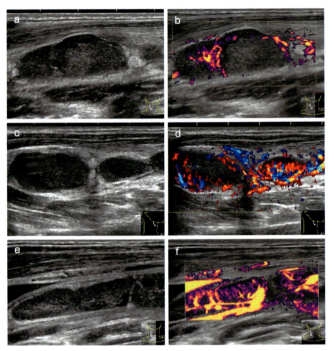

**図3　Bモード像（a、c、e）、B-Flow color像（b、f）、カラードプラ像（d）**
楕円形、境界明瞭なリンパ節が右頸部に多数認められる（a、c、e）。やや高エコーの部分を伴うリンパ節（a）、内部均質なリンパ節（c）、中心部高エコーを認めるリンパ節（e）が混在している。血流表示の欠損を伴うリンパ節（b、d）や、中心部から辺縁に広がるような豊富な血流表示を認めるリンパ節（d、f）がみられる。

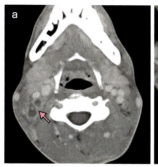
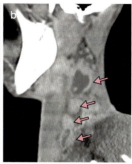

**図4 造影CT所見**
右頸部に、内部に造影欠損を伴うリンパ節や全体に濃染するリンパ節が複数認められる（→）。

## 亜急性壊死性リンパ節炎（菊池病）の特徴＆エコー所見

- 原因不明。発熱と自発痛または圧痛を伴うリンパ節腫脹で、後頸部に多い。
- 40歳までの若年成人に多く、女性がやや多いとされる。
- 白血球減少、貧血、血小板減少などを認めることがある。
- 予後は良好で、数ヵ月で自然治癒することが多い。
- 内部に壊死を伴うリンパ節腫大が多発する。
- エコーでは壊死を反映して、内部不均質で血流表示の欠損部を認めるリンパ節が特徴であるが、反応性に腫大した血流豊富なリンパ節が混在してみられる。

### アドバイス
- エコーでは化膿性リンパ節炎とよく似ているが、若年成人で白血球減少を認めた場合はこの疾患を疑う。

## ❹ 急性化膿性リンパ節炎①(acute suppurative lymphadenitis)

- 84歳、女性。
- 発熱、左顎下部に圧痛と熱感を伴う発赤腫脹。

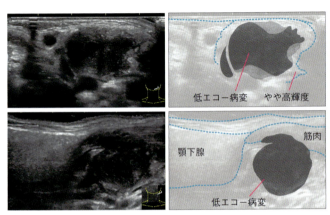

**図5 Bモード像**
発赤腫脹する部分には境界不整で不明瞭な低エコー病変を認める。周囲脂肪組織はやや高輝度で、後方エコーの増強がみられる。

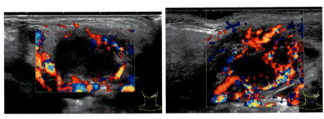

**図6 カラードプラ像**
カラードプラ法では中央部に血流表示の欠損部、辺縁部に豊富な血流表示を認める。血流表示の欠損部は膿汁の貯留している部分と思われる。

## ❺ 急性化膿性リンパ節炎②

- 12歳、男児。
- 発熱、左顎下部に発赤腫脹。抗菌薬投与で改善を認めず来院。

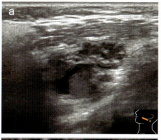
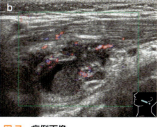

### 図7 症例画像

a：Bモード像。b：advanced dynamic flow。c：MRI所見（T2 STIR）。
腫脹部には境界不整で内部不均質な低エコー病変を認める（a）。血流表示は辺縁部にわずかにみられる（b）。治癒過程の像と考えられる。MRIではT2 STIRで不均一な高信号を認め膿瘍形成を疑われた（c）。

### 急性化膿性リンパ節炎の特徴＆エコー所見

- 細菌感染によりリンパ節内に膿汁が貯留した状態で、乳幼児や免疫力の低下した状況や高齢者に発症しやすい。
- 患部に発熱疼痛を伴う発赤腫脹を認める。
- エコーでは発赤腫脹部に腫大したリンパ節を低エコー病変として認める。周囲に炎症が波及して境界不整、周囲脂肪組織が高輝度を示すことが多い。
- 膿汁の貯留した部分はカラードプラ法で血流表示が欠損し、周囲に豊富な血流表示を認める。また、化膿したリンパ節の周囲に反応性に腫大したリンパ節を伴う。

# 知っておこう！ 転移リンパ節
lymph node metastasis

## ❶ 舌癌からのリンパ節転移

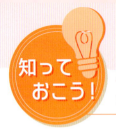
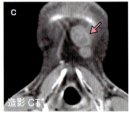

### 図1 症例画像
a：Bモード像。b：パワードプラ像。c：造影CT所見

左顎下部に短径6mm、3mmの楕円形リンパ節を認める。内部不均質で高エコー域を含む（a）。パワードプラ法では辺縁を取り囲みわずかに内部に入る血流表示を認める（b）。造影CTでリンパ節の内部は不均一である（c：➡）。病理診断で壊死を伴う扁平上皮癌の転移が確認された。

## ❷ 甲状腺乳頭癌からのリンパ節転移

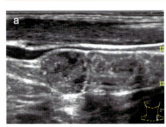
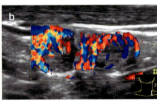

### 図2 Bモード像（a）とカラードプラ像（b）
甲状腺左葉にある腫瘍の近傍に類円形、点状高エコーを伴う内部不均質な転移リンパ節を2つ認める（a）。カラードプラ法では辺縁からの豊富な血流表示を認める（b）。

## ❸ 直腸癌からのリンパ節転移

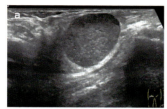
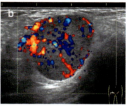

**図3　Bモード像（a）とカラードプラ像（b）**
右鼠径部に類円形の腫瘤。内部は比較的均質である。カラードプラ法で辺縁部からの血流を認め、全体に血流豊富である。

## ❹ 乳癌からのリンパ節転移

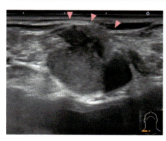

**図4　Bモード像**
右鎖骨上窩に腫大したリンパ節を認める。リンパ節の一部が境界不整で周囲脂肪組織に節外進展している（▶）。

### 転移リンパ節の特徴＆エコー所見

- 通常、原発病変の所属リンパ節に転移を認める。
- 扁平上皮癌では中心部に壊死を伴うことが多い
- エコーでは、リンパ節は腫大して楕円形〜類円形となる。
- 内部は不均質で、中心部の高エコーやリンパ門は不明瞭である。
- カラードプラ法で辺縁からの流入血管を認める。

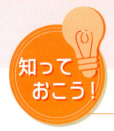

# 悪性リンパ腫
malignant lymphoma

## ❶ ホジキンリンパ腫（Hodgkin's lymphoma）

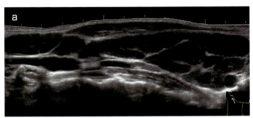

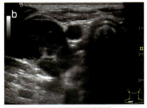
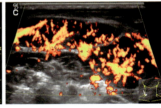
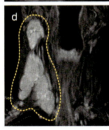

### 図1 症例画像
a、b：Bモード像。c：パワードプラ像。
d：MRI所見。

右頸部の無痛性腫脹。頸部リンパ節が多数腫大して敷石状となっている。内部は均質な低エコーで、境界明瞭である（a、b）。パワードプラ法では、血流表示は増強しているが、正常血管構築を保っている（c）。MRI（STIR）で腫大したリンパ節が高信号に描出されている（d）。

## ❷ 辺縁帯B細胞リンパ腫（marginal zone B-cell lymphoma）

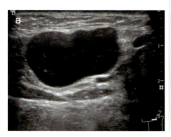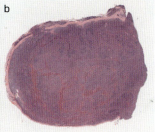

#### 図2　Bモード像（a）と病理像（b）
境界明瞭分葉状で囊胞様低エコーを示し、内部は均質で後方エコーの増強を認める（a）。リンパ節の構造は不明瞭になり、中型主体のリンパ球様細胞が増殖している（b）。

## ❸ B細胞リンパ腫（B-cell lymphoma）

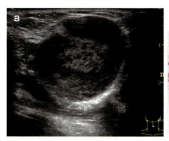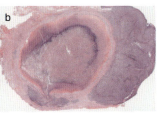

#### 図3　Bモード像（a）と病理像（b）
境界明瞭類円形で辺縁部は囊胞様低エコーを示し、中央は内部不均質でやや高エコーを示す（a）。辺縁部はリンパ球様細胞が増殖し、中央に梗塞壊死を認める（b）。

## ❹ 濾胞性リンパ腫（follicular lymphoma）

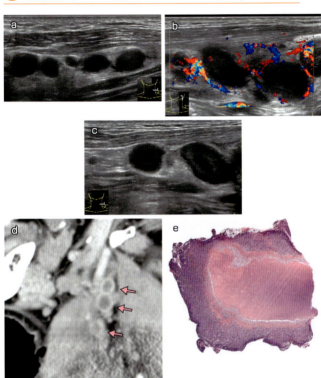

### 図4　症例画像
a、c：Bモード像。b：カラードプラ像。d：MRI所見。e：病理像。
左頸部の無痛性腫脹。円形～楕円形の境界明瞭なリンパ節が多数腫大している。内部は均質な低エコーで、一部にやや高エコーを示すものがみられる（a、c）。カラードプラ法では、辺縁部にだけ血流表示を認める（b）。造影CTではリング状濃染するリンパ節を認める（d：→）。病理像は梗塞により壊死を伴うリンパ腫であった（e）。

7 リンパ節

## 悪性リンパ腫の特徴＆エコー所見

- 悪性化した異常なリンパ球が増殖する。
- 無痛性の腫脹、症状は乏しい。
- リンパ節梗塞をきたすことがある。
- エコーでは組織像を反映して嚢胞と間違うような均質低エコーを示す。梗塞による高エコー部を認めることがある。正常血管構築や、びまん性に広狭不整のない直線的な血流表示を認める。

Lecture

## 各種リンパ節病変のエコー所見

|  | 形態 | 境界 | 内部エコー | 血流 |
|---|---|---|---|---|
| 反応性腫大 | 楕円形～円形 | 明瞭 | 均質 | 中央から扇状 |
| 亜急性壊死性リンパ節炎（菊池病） | 楕円形 | 明瞭 | 不均質 | 壊死部では欠損 |
| 化膿性リンパ節炎 | 円形～不整形 | 不整・不明瞭 | 不均質 | 内部は乏しく辺縁は豊富 |
| 転移リンパ節 | 円形 | 明瞭 | 不均質 | 辺縁から流入する血流 |
| 悪性リンパ腫 | 楕円形～円形 | 明瞭 | 均質低エコー | 辺縁と中央からの血流 |

**疾患概論**

# リンパ節

　表在のリンパ節は、頸部、鼠径部、腋窩などでよく観察される。エコー像からリンパ節炎や反応性の腫大か、転移や悪性リンパ腫かをある程度鑑別することが可能である。

## 正常リンパ節の解剖

　境界明瞭平滑な楕円形で、マッシュルームの傘のような低エコー部と軸にあたる高エコー部からなり、高エコー部はリンパ門を介して周囲脂肪組織と連続するように観察される。正常では短径6mm未満である。低エコー部の厚みは部位や年齢により異なるが、内部エコーはほぼ均質である。

　エコーでは観察できないが、輸入リンパ管が低エコー部分に数本流入し、リンパ門から輸出リンパ管が1本出る。

　また、カラードプラ法で観察すると、流入流出する動静脈はリンパ門から中心部に向かい中心部から辺縁に広がる扇状の血管構築を示す。

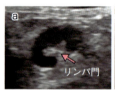 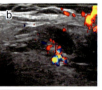

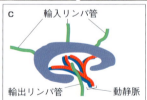

**図1　正常リンパ節**
a：Bモード。b：カラードプラ。c：正常リンパ節の解剖

## 部位による違い

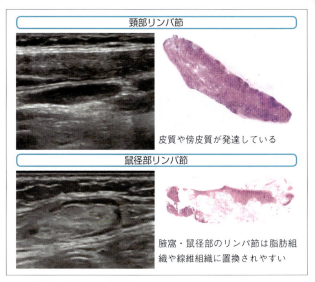

図2　部位によるエコー像の違い

## 年齢による違い

20歳までの若年者、特に小児はリンパ組織が多い。多くの抗原に暴露され、それぞれに対するメモリー細胞系を構築しているためと推定されている。

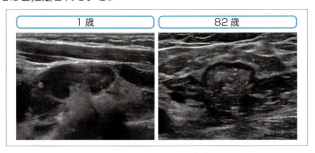

図3　年齢によるエコー像の違い（腋窩リンパ節）

## Case 1

## 画像を読んでみよう！

### 83歳、男性

**依頼理由** 以前からあった側腹部の腫瘤が徐々に増大。CTにて内部不均一であった（p.195参照）。

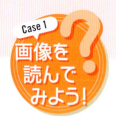

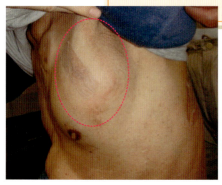

**臨床像**
左側腹部に弾性軟の皮下腫瘤を触知する。

### A Bモード像

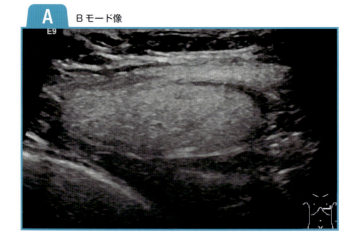

192

8 悪性腫瘍

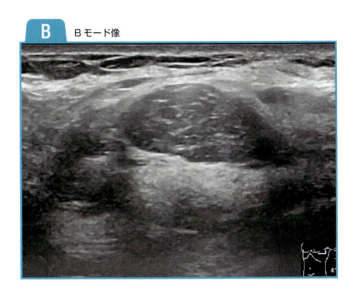

B　Bモード像

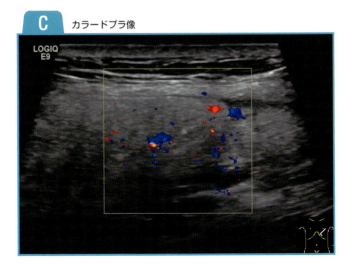

C　カラードプラ像

## Case 1 画像の読み方

# 脂肪肉腫
liposarcoma

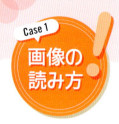
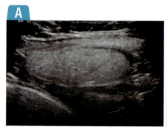
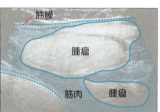
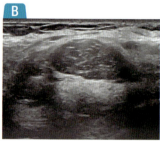
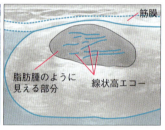

**図1　Bモード像**
筋膜下〜筋肉内に全体的に高エコーの腫瘤を認める。その周囲には不整な高エコー域が連続し、一部島状に通常の脂肪腫のようにみえる部分（B）が混在している。

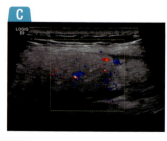

**図2　カラードプラ像**
高エコー腫瘤の内部に軽度の血流増加を認める。

8 悪性腫瘍

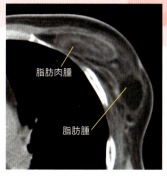

### 図3 CT所見
左前胸壁の脂肪腫を経過観察していた。腫瘤の一部に通常の脂肪腫と思われる部分がみられるが、全体に濃度上昇を認め、内部不均一な腫瘤像を呈している。

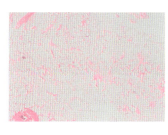

### 図4 病理像
脂肪内に異型な脂肪細胞の増生を認める。

## 脂肪肉腫の特徴&エコー所見

- 大腿、後腹膜、鼠径部周囲に好発する。
- 自覚症状に乏しい深在性の境界不明瞭な大型の腫瘤である場合が多いが、まれに分化型脂肪肉腫が皮下に発生する。
- CTやMRIなどで不均一性がみられた場合は、脂肪肉腫を疑う。
- エコーでは内部が不均質で通常の脂肪腫のようにみえる部分と、全体的に高エコーで脂肪腫とは異なった像を示す部分とが混在する。

### アドバイス
- 脂肪腫の内部エコーが不均質で、境界不明瞭な高エコー域を伴う場合は悪性を疑う。

## Case 2 画像を読んでみよう！

### 64歳、男性

**依頼理由** 1年前から背部の皮下腫瘤を自覚、最近疼痛を伴うようになった。

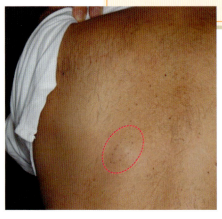

**臨床像**
左背部に弾性やや硬の皮下結節を認める。

### A Bモード像

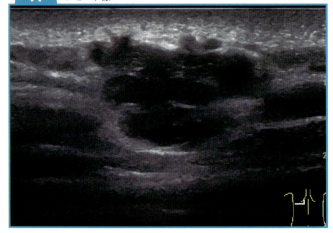

8 悪性腫瘍

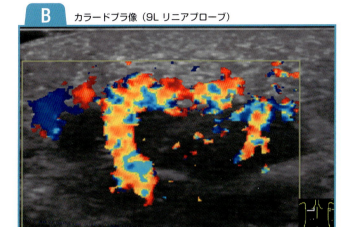

B カラードプラ像（9L リニアプローブ）

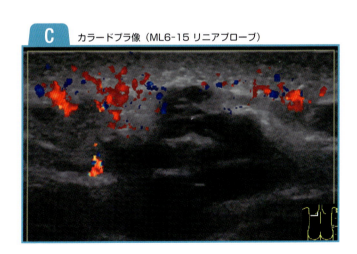

C カラードプラ像（ML6-15 リニアプローブ）

197

# Case 2 画像の読み方

# 平滑筋肉腫
leiomyosarcoma

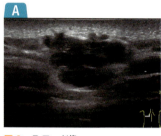
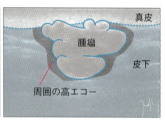

**図1 Bモード像**
真皮と接して皮下に辺縁不整で境界不明瞭な分葉状低エコー腫瘤を認める。周囲の皮下組織や真皮は高エコーで境界不明瞭である。

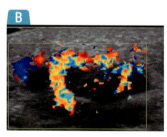
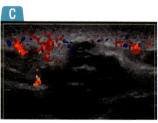

**図2 カラードプラ像**
腫瘤内部や周囲高エコー域に豊富な血流表示を認める。高周波プローブで観察すると、腫瘤周囲の真皮内にも豊富な血流表示を認める。

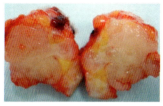

図3 標本写真
皮下組織内の多結節状の不整な腫瘤である。

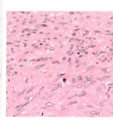

図4 病理像
結節内では好酸性の異型な紡錘形細胞が増殖している。ムチン沈着や壊死部を伴っている。

## 平滑筋肉腫の特徴所見&エコー所見

- 全軟部肉腫の5〜10%程度を占める比較的まれな腫瘍。
- ドーム状に隆起した弾性硬の表面平滑で淡紅色もしくは常色の結節。四肢、体幹、顔面、頭部に発生する。
- エコーでは境界不明瞭な分葉状低エコー腫瘤で、内部エコーはやや不均質な部分もある。

### アドバイス

- 軟部悪性腫瘍は血流が乏しく、境界も比較的明瞭で、良性との鑑別が困難な場合もある。
- 腫瘤周囲の高エコー域は、脂肪組織への腫瘍の浸潤や炎症の波及を反映する所見と考えられる。

## Case 3 画像を読んでみよう！

**78歳、女性**

依頼理由　以前より左側頭部に黒色の隆起する結節を認める、最近急激に増大してきた。

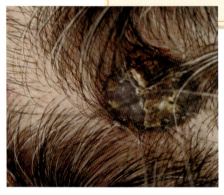

**臨床像**
左側頭部の 21×17 mm の黒色の隆起する結節で、黄色痂皮(かひ)を一部に付着する。

### A　Bモード像

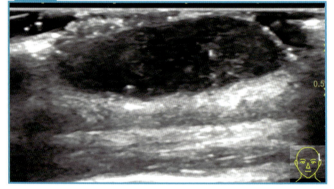

200

8 悪性腫瘍

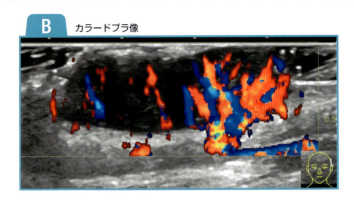

B　カラードプラ像

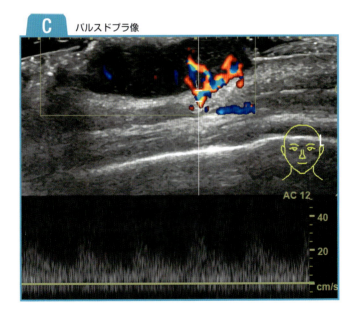

C　パルスドプラ像

## Case 3 画像の読み方

# 基底細胞癌
basal cell carcinoma：BCC

**図1 Bモード像**
真皮に辺縁やや不整な低エコー腫瘤を認める。内部に点状高エコー域を伴う。

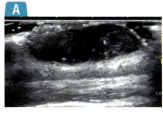

**図2 カラードプラ像**
腫瘤内部に豊富な血流表示を認める。

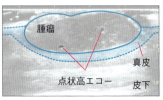

**図3 パルスドプラ像**
流入血管は、拍動性の血流波形を示している。

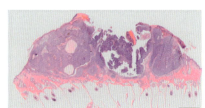

**図4 病理像**
腫瘍細胞が真皮内で胞巣を形成しながら増殖している。

8 悪性腫瘍

## 基底細胞癌の特徴&エコー所見

- 高齢者の頭頸部（とくに顔面）に多い。
- 多彩な臨床像を呈するが、表面平滑な黒色小結節であり表面に潰瘍化を伴う結節型が多い。
- 遠隔転移はまれであるが、局所破壊性が強い。
- エコーでは表皮から真皮の低エコー腫瘤として認められ、内部に石灰化を示す点状～綿花様の高エコースポットを認めることもある。
- またムチンが沈着する囊胞部分は無エコー域として認められる。
- 辺縁、内部に血流の増加を伴う。

### Supplement 口唇の基底細胞癌

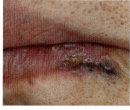

**図1　臨床像**
下口唇左側に痂皮を伴う黒褐色局面を認める。

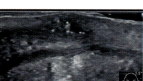
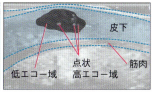

**図2　Bモード像**
皮下に辺縁不整な低エコー域を認める。内部に点状の高エコー域を認める。

## Case 4 画像を読んでみよう！

### 38歳、女性

**依頼理由** 以前から頭頂部に黒色腫瘤があり、徐々に増大してきた。

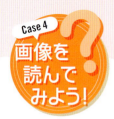

**臨床像**
頭頂部に黒色腫瘤を認め、辺縁は黒褐色色素斑の染み出しを伴っている。

### A　Bモード像

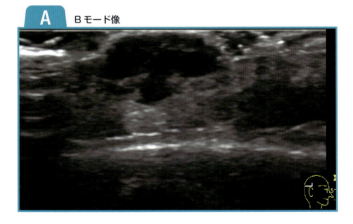

204

8 悪性腫瘍

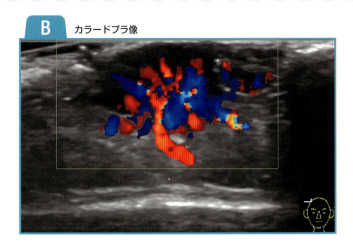

B カラードプラ像

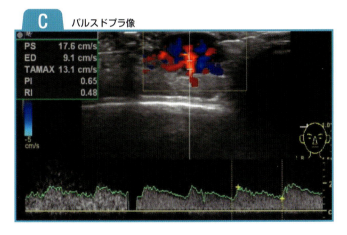

C パルスドプラ像

PS 17.6 cm/s
ED 9.1 cm/s
TAMAX 13.1 cm/s
PI 0.65
RI 0.48

## Case 4 画像の読み方

# 悪性黒色腫
malignant melanoma

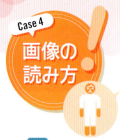

**図1 Bモード像**
表皮〜真皮内に辺縁不整な低エコー腫瘤を認める。後方エコーの増強がみられる。

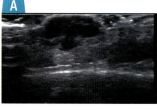

**図2 カラードプラ像**
腫瘤内部に豊富な血流表示を認める。

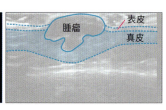

**図3 パルスドプラ像**
拍動性の血流であった。

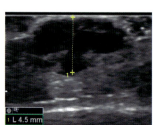
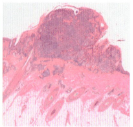

**図4 エコーと病理像**
異型メラノサイトが表皮内および真皮全層にわたり不規則に増殖している。エコーにて概ね thickness（厚さ）も計測可能であった。

## 悪性黒色腫の特徴＆エコー所見

- メラノサイト系細胞の癌化によって生じる悪性腫瘍。
- 転移を生じやすく、悪性度が高い。
- 表在拡大型、悪性黒子型、末端黒子型、結節型の4型に分類される。
- エコーでは表皮と連続性に不整な低エコー域を認める。
- 腫瘤内部に豊富な拍動性の血流表示を認める。
- エコーでは In situ 病変（表皮内病変）は、はっきりしない。

### Supplement 腫瘍の厚さの計測

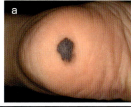
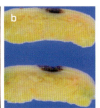
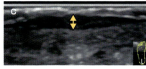
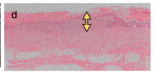

**図　症例画像**

a：臨床像、b：摘出標本、c：Bモード像、d：病理像

左踵の不整な黒褐色斑（a）。病変部は不整な低エコー域として捉えられる（c）。

tumor thickness（腫瘍の厚さ）1.4 mm（c、d）

# 知っておこう！ 皮膚・皮下の悪性腫瘍

## ❶ メルケル細胞癌（Merkel cell carcinoma）

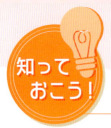

### 85歳、男性

**臨床像**
右下腿に表面常色、母指頭大程度の弾性やや硬の腫瘤がある。被覆表皮と癒着し、下床との可動性は良好である。

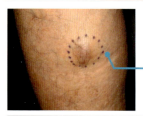

**図1　Bモード像**
表皮〜真皮内に境界不整な低エコー腫瘤を認める。

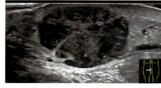

**図2　カラードプラ像**
腫瘤内部に豊富な血流表示を認める。

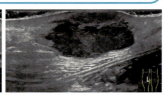

**図3　エラストグラフィ**
腫瘤は周囲皮下組織より硬いが比較的軟らかく表示されている。

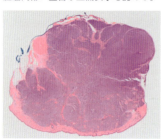

**図4　病理像**
真皮から皮下にかけて、小型から中型の好塩基性の核を持つ円形細胞がシート状に密に増殖している。

8 悪性腫瘍

## ❷ 汗孔癌（porocarcinoma）

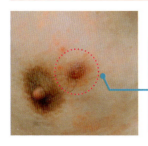

**76歳、男性**

臨床像
右前胸部に1円玉大程度の皮下硬結を伴う紅斑を認め、表面に痂皮を伴っている。

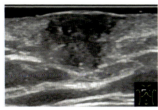

図5 Bモード像
表皮〜真皮、一部皮下組織内に辺縁不整な低エコー腫瘤を認める。

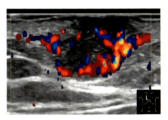

図6 カラードプラ像
腫瘤内部に豊富な血流表示を認める。

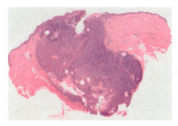

図7 病理像
表皮と連続し、真皮から皮下にかけて結節性の病変を認め、深部では浸潤性発育している。

### アドバイス

- 皮膚・皮下悪性腫瘍は境界不整な低エコー病変で、豊富な血流表示を認めることが多く、エコー像は炎症性病変と類似している。高齢者に症状のない境界不整で血流豊富な腫瘤を認めた場合は、悪性病変を鑑別に挙げる必要がある。

## ❸ 有棘細胞癌（squamous cell carcinoma）

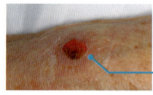

**95歳、女性**

臨床像
前腕の紅色結節。

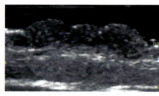
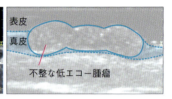

図8　Bモード像
左前腕表皮から真皮に境界不明瞭で不整な低エコー腫瘤を認める。

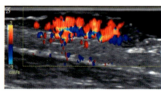

図9　カラードプラ像
腫瘤内部に豊富な血流表示を認める。

図10　病理像
表皮から連続して腫瘍胞巣を認める。一部で真皮内に浸潤を認める。

### 有棘細胞癌の特徴＆エコー所見

- 表面に角化や痂疲を伴う紅色調の結節性病変。
- 高齢者の日光暴露部（手背や顔面など）に好発する。
- 真皮に至る境界不明瞭で不整な低エコー腫瘤であり、内部に角化などを現す点状高エコーを伴うこともある。
- 血流の増加を伴う。
- エコーは、thickness（厚さ）の推測に有用であるが、表面に角化が著明な場合は後方エコーが減衰するため深達度は不明となる。

## エコーは皮膚悪性腫瘍の診断に有用！

　皮膚悪性腫瘍は不整な低エコー腫瘤として認められる。内部は不均質なことが多く、角化や石灰化などは高エコーとなり壊死などがあれば低エコーとなる。血流の増加も伴うことが多く、内部や下床に拍動性血流を認める場合もある。同じような像を示すようにみえるが、各病理組織と対応して少しずつ違いがあるようである。

　腫瘍の鑑別には視診やダーモスコピーが有用であり診断には組織検査が必要であるが、視診で良悪性の判別が困難である場合、エコー検査で血流の増加が著明であれば悪性を疑う一つの理由となる。

　また、エコーは腫瘍の深達度や広がりをみるのにも有用である。エコーでは tumor thickness（腫瘍の厚さ）を術前に計測することができるが、炎症を伴っている場合や生検後の瘢痕を認める場合では過大評価をしてしまう場合があり生検前の検査が望ましい。

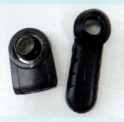

図1　ダーモスコープ

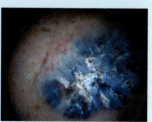

図2　基底細胞癌のダーモスコピー像

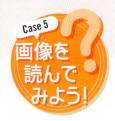

# Case 5

## 画像を読んでみよう！

**82歳、男性**

**依頼理由** 骨髄異形成症候群で加療中。背部の皮疹が徐々に大きくなり、増加してきた。

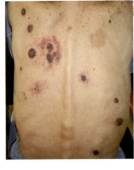
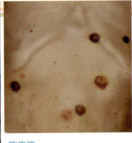

**臨床像**
体幹、上肢に小豆大から母指頭大の紫斑を伴う弾性やや硬の結節が多発する。

### A  Bモード像

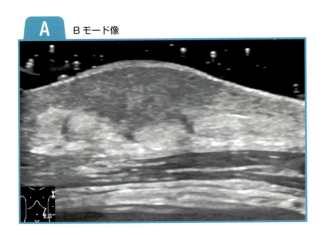

8 悪性腫瘍

**B** Bモード像

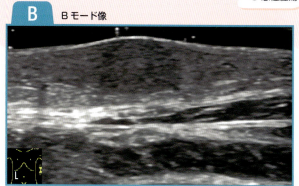

**C** カラードプラ像

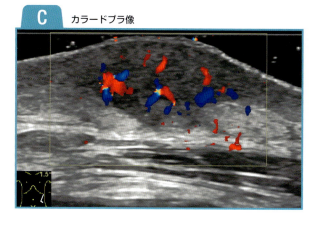

**D** カラードプラ像

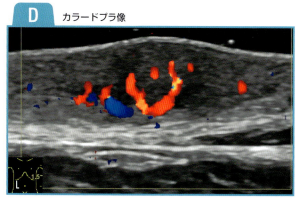

# 白血病 皮膚転移

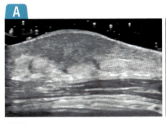
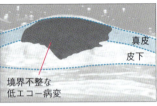

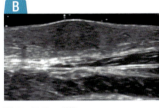
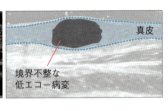

#### 図1 Bモード像
Aは真皮から一部皮下組織の境界不整な低エコー病変として捉えられる。内部エコーは比較的均質。Bは真皮内にとどまる。

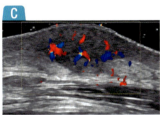
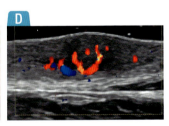

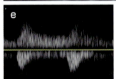

#### 図2 カラードプラ像（C、D）とパルスドプラ法（e）
病変部には血流表示の増強を認める（C、D）。パルスドプラ法では拍動性血流を認めた（e）。

8 悪性腫瘍

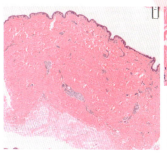

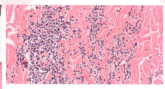

**図3 病理像**
真皮の血管周囲や膠原線維間に大型の核を持つ単核球が浸潤している。白血病の皮膚浸潤と診断された。

Lecture

## 悪性黒色腫　皮膚転移

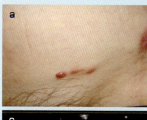
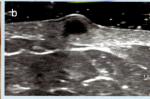
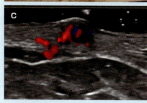
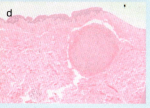

**図　症例画像**
a：臨床像。b：Bモード像。c：カラードプラ像。d：病理像。
悪性黒色腫の術後の創部近傍に隆起性の結節を認めた（a）。エコーでは真皮内に不整な低エコー腫瘤を認め、血流の増加も伴っていた（b、c）。病理組織標本では真皮内に腫瘍細胞からなる結節を認め、悪性黒色腫の転移と診断された（d）。

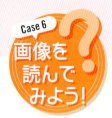

## Case 6 画像を読んでみよう！

### 82歳、女性

**依頼理由** 肺腺癌で加療中。最近左側腹部に皮下腫瘤が出現した。

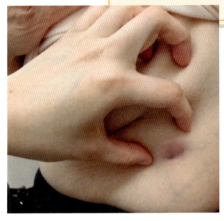

**臨床像**
左側腹部にくるみ大の表面にやや発赤を伴う皮下腫瘤を触知する。

### A Bモード像

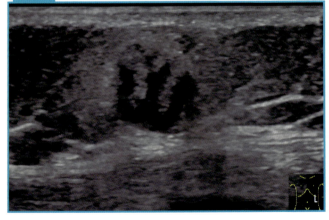

8 悪性腫瘍

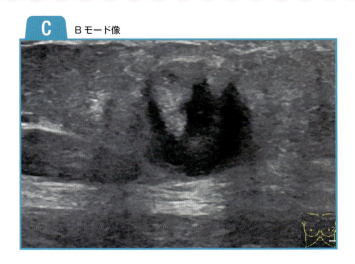

C Bモード像

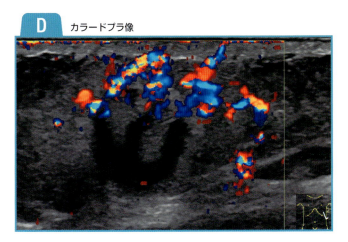

D カラードプラ像

217

# Case 6 画像の読み方

# 転移性腫瘍（皮下）
metastatic tumor

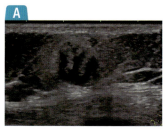
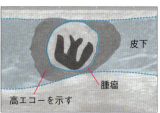
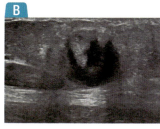
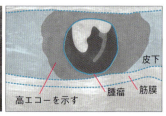

**図1 Bモード像**
皮下に不整な低エコー腫瘤を認める。内部は不均質で、腫瘤周囲の皮下組織は正常より高エコーである。

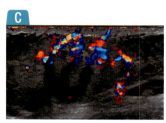

**図2 カラードプラ像**
腫瘤内部に血流表示を認めるが中央部では血流は乏しい。

8 悪性腫瘍

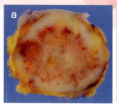 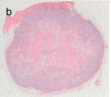

### 図3　摘出標本（a）と病理像（b）
真皮から皮下の腫瘤性病変。結節の中央には壊死と線維化を認め、その部分で血流が乏しくなっていた。

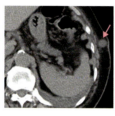

### 図4　CT所見
皮下に結節（→）がみられる。

## 転移性腫瘍の特徴＆エコー所見

- 悪性腫瘍が連続性、血行性、リンパ行性に皮膚～皮下に転移したもの。
- 皮内や皮下の単発～多発する自覚症状のない結節。
- エコーでは皮内～皮下の不整な低エコー腫瘤となることが多い。
- 腫瘤周囲の皮下組織は、炎症細胞浸潤などを反映してやや高エコーな場合が多い。
- 血流は原発巣により異なるが、多血性病変の転移であっても、内部に壊死を認めると、血流表示が乏しいこともある。

## アドバイス

- 進行がん症例に痛みのない皮下硬結を認めた場合、皮膚・皮下転移を疑う。皮膚や皮下だけでなく筋肉内や骨転移の場合があり、エコー検査が有用である。

# さまざまな転移性腫瘤

## ❶ 転移性腫瘤（皮下に多発）

- 65歳、男性
- 甲状腺未分化癌疑い。両側頸部や腋窩リンパ節の腫大を認め加療中、右前胸部に腫瘤を触知した。症状はない。

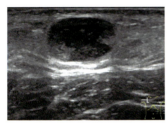
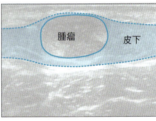

**図1 Bモード像**
皮下に境界明瞭な低エコー腫瘤を認める。内部は不均質で、周囲の脂肪組織はやや高輝度である。

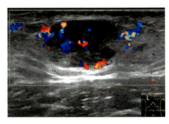

**図2 カラードプラ像**
カラードプラ法では辺縁や内部に血流表示を認める。

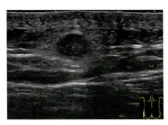

図3 Bモード像
本例では、ほかにも多発する皮下結節を認めた。腰部皮下に低エコー結節を認める。内部はやや不均質で、周囲脂肪組織はわずかに高エコーを示す。前胸部の皮下結節と背筋内病変からの生検で転移が確認された。

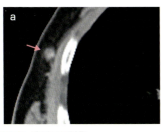
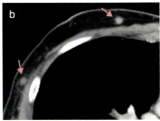

図4 造影CT所見
造影CTで、多発する皮下結節（→）を認める。

## ② 転移性腫瘤（筋肉内）

- 66歳、男性
- 食道癌術後、頸部リンパ節転移に対して放射線化学療法後経過観察中。治療終了4ヵ月後、右側胸部に硬結触知。

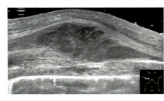
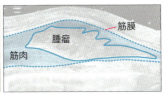

図5 Bモード像
胸壁筋肉内に不整な低エコー腫瘤を認める。内部は不均質で、境界は比較的明瞭である。

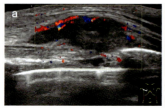
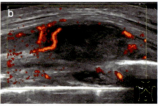

#### 図6 カラードプラ像（a）とパワードプラ像（b）
腫瘤の辺縁部に血流表示を認めるが、内部は乏しい。

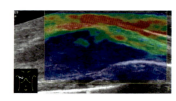

#### 図7 エラストグラフィ
腫瘤は周囲組織に比べて明瞭に硬く表示されている。

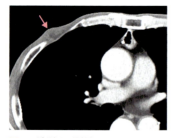
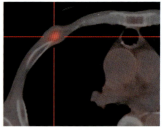

#### 図8 造影CT所見
右前胸壁に限局性の腫瘤がある（→）。造影効果は乏しい。

#### 図9 FDG-PET
腫瘤に一致して集積を認めた。頸部リンパ節や吻合部にも集積を認め、食道がんの再発とリンパ節、胸壁転移と診断された。

8 悪性腫瘍

### ❸ 肺腺癌の脛骨転移

- 59歳、女性
- 肺癌で加療中、右下肢が腫脹してきた。

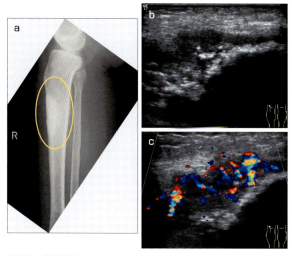

**図10 症例画像**
a:単純X線。b:Bモード像。c:カラードプラ像。
単純X線で右脛骨に不整な骨硬化像を認める(a)。エコーでは脛骨表面の不整と周囲に低エコー腫瘤を認め(b)、血流表示の増強が観察される(c)。

## Case 7 画像を読んでみよう！

### 82歳、女性

**依頼理由** 左鼠径部の腫瘤に気づいたが、圧痛や熱感はなく、体調も異常なし。

**臨床像**
左鼠径部に約4cm大の弾性やや硬の皮下腫瘤を触知する。

### A  Bモード像

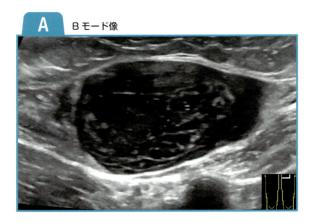

224

8 悪性腫瘍

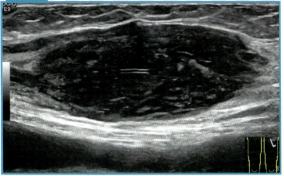
B Bモード像

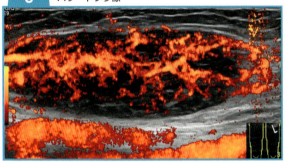
C パワードプラ像

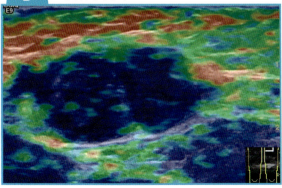
D エラストグラフィ

# Case 7 画像の読み方

# 悪性リンパ腫（節外）
malignant lymphoma

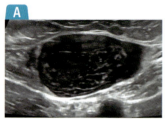

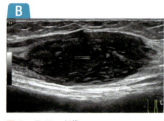

**図1　Bモード像**
皮下に境界明瞭で辺縁一部不整な低エコー腫瘤を認める。内部は比較的均質な低エコーで、隔壁やレース状の線状高エコーを認め、後方エコーは増強している。

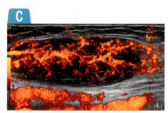

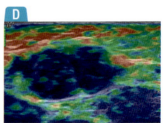

**図2　パワードプラ像**
腫瘤の内部に樹枝状に分岐する直線的で豊富な血流表示を認める。

**図3　エラストグラフィ**
腫瘤は周囲の脂肪組織より硬いが、筋肉と同等の硬さで表示される。

8 悪性腫瘍

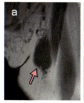 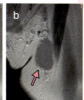 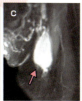 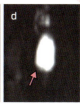

#### 図4　MRI所見

a：T1強調像。b：T2強調像。c：造影MRI。d：拡散強調像。
5cm長の境界明瞭な紡錘状腫瘤を認める。内部はT1強調像で筋と等信号（a：→）、T2強調像で筋よりやや高信号（b：→）、造影後は全体が均一に増強され（c：→）、拡散強調像では著明な高信号（d：→）を示している。

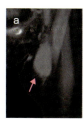 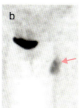

#### 図5　単純CT（a）とFDG-PET（b）

単純CTで筋肉と等吸収の均一な充実性腫瘤（a：→）、FDG-PETで腫瘤に一致して集積（b：→）を認める。生検により濾胞性リンパ腫と診断された。

## 悪性リンパ腫（節外）の特徴&エコー所見

- 悪性化した異常なリンパ球が増殖するもので、リンパ節以外にも軟部組織に発生することがある。
- 無痛性で全身症状もないことが多い。
- エコーでは皮下の辺縁やや不整で境界明瞭な低エコー腫瘤で、後方エコーの増強を認める。内部は均質な低エコーで、隔壁やレース状の線状高エコーを伴う。
- 血流表示は比較的豊富で、ほかの悪性腫瘍と比べると広狭不整が少なく、直線的で樹枝状に分岐する均一な血流である。

## Case 8 画像を読んでみよう！

### 68歳、女性

**依頼理由** 1年前に背部右側の皮下腫瘤に気づく。自覚症状を伴わない。

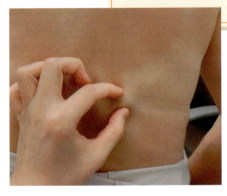

**臨床像**
背部右側にうずら卵大の圧痛を伴わない皮下腫瘤を認める。

### A Bモード像

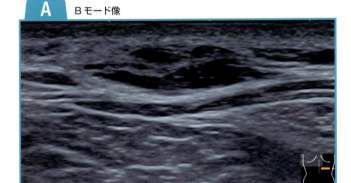

8 悪性腫瘍

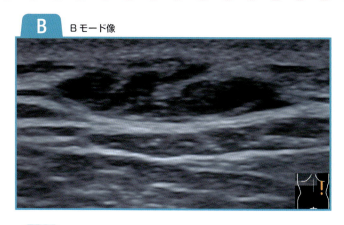
B Bモード像

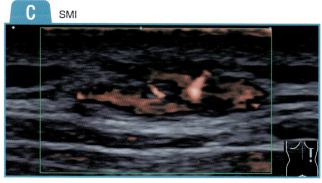
C SMI

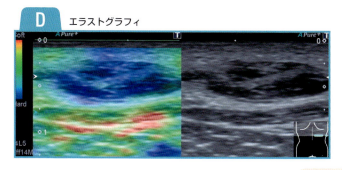
D エラストグラフィ

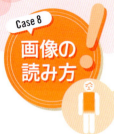

# Case 8 画像の読み方

# 隆起性皮膚線維肉腫

dermatofibrosarcoma protuberans：DFSP

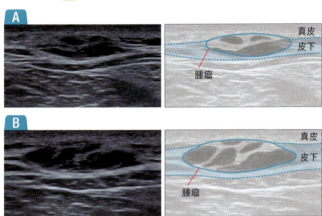

**図1 Bモード像**
真皮直下から皮下組織内に境界やや不明瞭な紡錘形腫瘤を認める。内部は高エコーと低エコーが混在する。

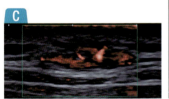

**図2 SMI**
腫瘤内部に豊富な血流表示を認める。

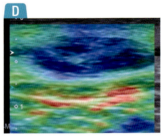

**図3 エラストグラフィ**
腫瘤は周囲組織より硬く表示される。

8 悪性腫瘍

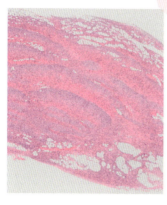

**図4 病理像**
皮下に紡錘形の細胞が花むしろ状に増殖している。

## 隆起性皮膚線維肉腫の特徴＆エコー所見

- 成人の体幹、四肢に好発する。
- 皮内の硬結として初発し緩徐に増大する。次第に半球状に隆起し紅色から赤褐色の硬い単発もしくは多発性の結節となる。
- 転移をきたすことはまれであるが、容易に局所再発する。
- エコーでは皮下の境界やや不明瞭で、低エコーと高エコー部が混在する腫瘤。線維性間質や脂肪成分を含む部分は高エコーとなり、腫瘍細胞が密に増殖する部分は低エコーになる。
- 腫瘤内の血流表示は豊富で、エラストグラフィでは周囲組織より硬く表示される。

### アドバイス

- 臨床上では皮膚線維腫と鑑別が問題になるが、皮膚線維腫（p.86参照）では低エコー域は星形に広がり、通常血流はみられない。

## Case 1 画像を読んでみよう！

### 38歳、女性

**依頼理由** 約10年前から腹部周辺に皮下腫瘤が多発していることに気づく。徐々に数も増え増大してきた。

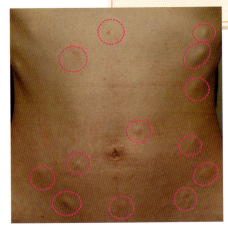

**臨床像**
腹部に指頭大程度の弾性やや硬の皮下腫瘤が多発している。疼痛はなし。

### A Bモード像

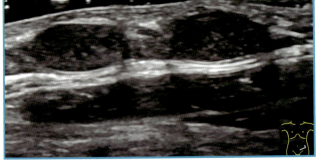

9 その他

### B Bモード像

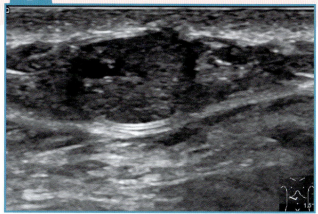

### C パワードプラ像

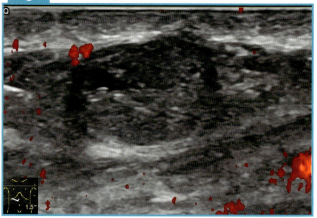

### D エラストグラフィ

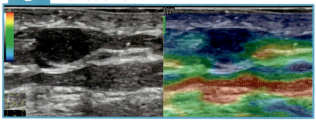

## Case 1 画像の読み方

# 多発性脂腺嚢腫
steatocystoma multiplex

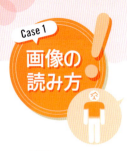
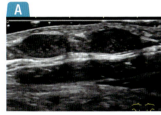
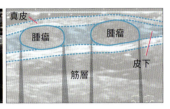

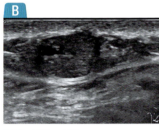
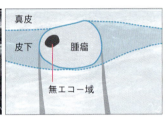

**図1 Bモード像**
真皮から皮下に境界明瞭な低エコー腫瘤が多発している。一部では内部に無エコーな領域を伴う。外側陰影を認め、後方エコーもやや増強している。

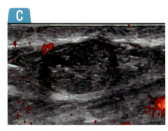
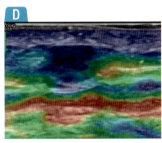

**図2 パワードプラ像**
腫瘤内部に血流を認めない。

**図3 エラストグラフィ**
腫瘤は周囲の皮下組織より硬く表示される。

9 その他

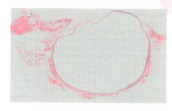

**図4　病理像**
真皮深層に囊腫構築を認める。内容物の充満像は認めない。囊腫壁は数層の扁平上皮細胞からなる薄い壁である。

## 多発性脂腺囊腫の特徴＆エコー所見

- 腋窩や上肢、前胸部などに多発する半球状に隆起する腫瘤。
- 内部には油性またはクリーム状の液体を含む。
- エコーでは、真皮内から皮下に多発する境界明瞭な低エコー腫瘤。
- 壁は薄いが外側陰影を認め、後方エコーはわずかに増強する。
- 一見すると均質な充実性の腫瘤のようにみえるが、無エコー域を伴うことがある。油性部分が無エコー、クリーム状の部分は充実性に描出されていると考えられる。
- 血流表示はなく、エラストグラフィでは周囲皮下組織より硬く表示される。

### アドバイス

- 病理標本では囊腫の内容物が脱落しているが、エコーでは内部に貯留している液体の状態も観察可能である。

### Case 2
## 画像を読んでみよう！

**59歳、男性**

**依頼理由** 3ヵ月前より、右鼻翼部に腫瘤が出現し徐々に増大、悪性を疑われて生検施行されたところ慢性炎症の像であった。

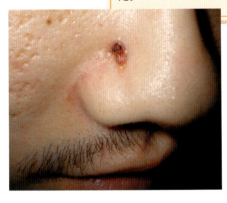

臨床像
右鼻翼部に痂皮を付着する紅色結節を認める。下床と癒着あり。

### A  Bモード像

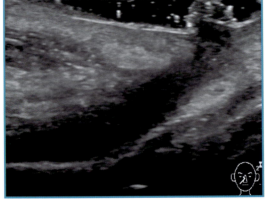

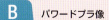

## B パワードプラ像

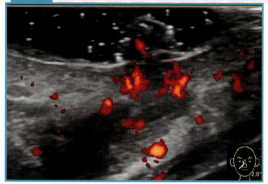

## C Bモード像

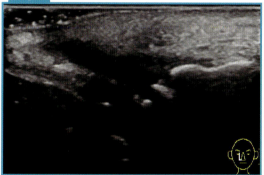

## D カラードプラ像

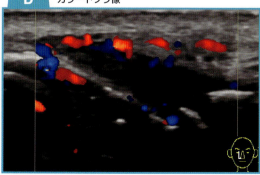

## Case 2 画像の読み方

# 外歯瘻(がいしろう)
external dental fistula

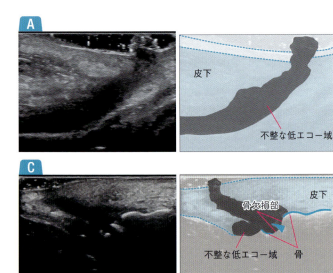

### 図1 Bモード像
右鼻翼部結節から真皮、皮下に連続して不整な低エコー域を認める。下床では骨欠損部まで連続している。

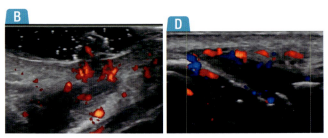

### 図2 パワードプラ像(B)とカラードプラ像(D)
結節から骨欠損部まで連続する低エコー域周囲に、豊富な血流表示を認める。

9 その他

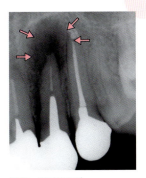

図3 歯根部X線
歯根部に囊胞様透過像を認める。

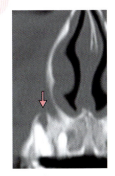

図4 単純CT
歯根部に囊胞と頭側に骨欠損を認める。

## 外歯瘻の特徴&エコー所見

- 歯性化膿性病変に起因した排泄路が、顔面や頸部の皮膚に開口するもの。切除しても再発を繰り返すなどのエピソードを有することが多い。
- 下顎や頰部が好発部位であるが、内眼角や鼻唇溝などに発症することもある。
- エコーでは病変が真皮内から皮下、骨の欠損部まで連続しているため、皮膚病変から連続して深部に続く低エコー域が捉えられる。
- 低エコー域周囲に豊富な血流表示がみられる。
- X線では、歯根部に囊胞様の透過像を認める。

### アドバイス

- 深部への病変の連続性を、丁寧に観察することが重要である。

## Case 3 画像の読み方

# 耳介偽嚢腫
pseudocyst of the auricle

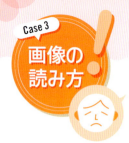

### 64歳、男性

**臨床像**
右耳介部にエンドウ大の表面常色、弾性軟の多房性皮下腫瘤を触知する。

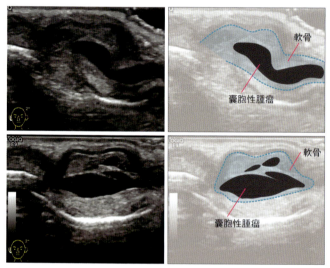

**図1　Bモード像**
耳介軟骨内に境界明瞭な嚢胞性腫瘤を認める。

9 その他

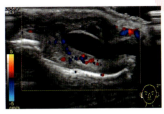

**図2 カラードプラ像**
腫瘤内部に血流表示を認めない。

## 耳介偽嚢腫の特徴&エコー所見

- 耳介軟骨内に生じる上皮成分を伴わない液体貯留(仮性嚢胞)。耳介の慢性刺激が原因と考えられる。
- 耳介の波動を触れる緊満性嚢腫で、通常は片側性である。
- エコーでは、軟骨内の境界明瞭な嚢胞性腫瘤で、内部に隔壁様の高エコー域を伴うことがある。内部に血流表示を認めない。

### Supplement 内部に隔壁様エコーを伴う場合

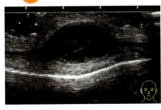 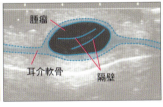

**図 Bモード像**
24歳、男性。腫瘤内部に隔壁様の高エコーを伴っている。

## 4章

このエコーが読めますか③

# 皮膚科領域以外の疾患

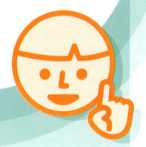

# Case 1 画像を読んでみよう！

### 22歳、女性

**依頼理由** 数年前から右手第2指に皮下腫瘤が出現し、徐々に増大してきた。圧痛はない。

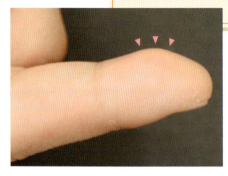

**臨床像**
右手第2指に常色からやや白色の弾性硬で、可動性良好な1cm程度の皮下結節を認める。

### A Bモード像

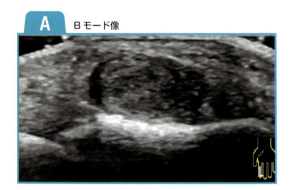

1 整形外科疾患

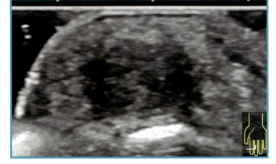
B Bモード像

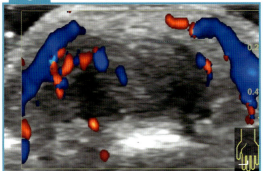
C カラードプラ像

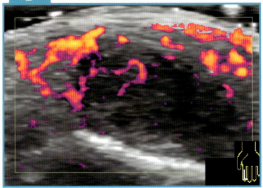
D B-Flow color像

## Case 1 画像の読み方

# 腱鞘巨細胞腫
giant cell tumor of tendon sheath

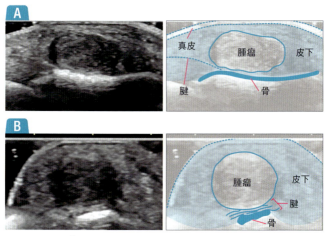

**図1 Bモード像**
皮下に境界明瞭な低エコー腫瘤を認める。辺縁低エコー帯がみられる。腫瘤下端は腱や骨に近接している。

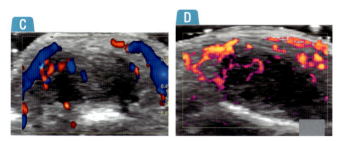

**図2 カラードプラ像（C）とB-Flow color像（D）**
腫瘤周囲や内部に血流表示を認める。

1 整形外科疾患

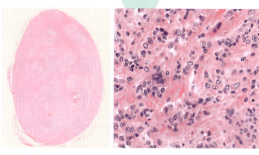

**図3 病理像**
線維性被膜を有する結節。組織球や破骨型巨細胞が増殖している。

## 腱鞘巨細胞腫の特徴＆エコー所見

- 中高年以降の手指あるいは足趾の関節近傍に好発する。数mm〜数cm大までの硬い皮下腫瘤。通常単発で疼痛は伴わない。
- エコーでは、皮下の境界明瞭な低エコー腫瘤で、被膜を反映して辺縁低エコー帯を認める。

## アドバイス

- 真皮とは連続性を認めず、腱や骨と近接している点が表皮嚢腫（p.24参照）とは異なる。

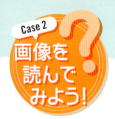

## Case 2 画像を読んでみよう!

### 93歳、女性

**依頼理由** 数日前に特に誘因のない右上腕の腫脹に気づいた。

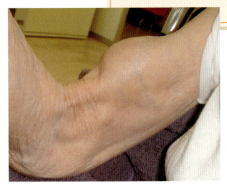

**臨床像**
右上腕屈側の皮下に手拳大の弾性やや硬の腫瘤を認める。

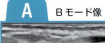

**A** Bモード像

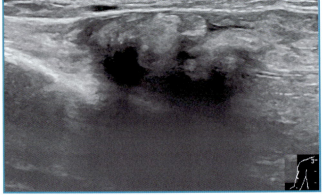

1 整形外科疾患

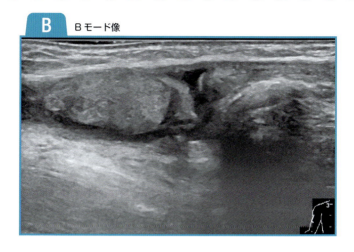

B Bモード像

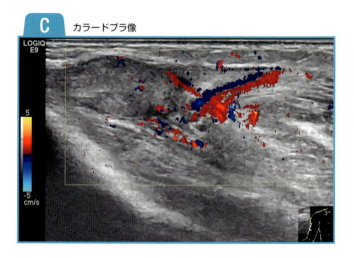

C カラードプラ像

# Case 2 画像の読み方

# 筋断裂
muscle rupture

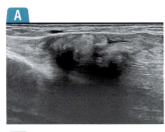
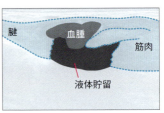
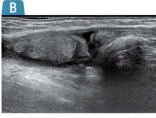
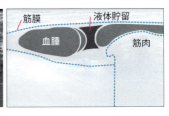

**図1 Bモード像**
右上腕二頭筋の頭側で一部連続性がなくなり不整。内部エコーも不均質で筋肉周囲には液体貯留（血腫）を伴っている。

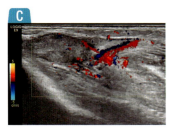

**図2 カラードプラ像**
筋断裂部近傍は、軽度の血流表示の増強を認める。

# 1 整形外科疾患

## 筋断裂の特徴＆エコー所見

- 筋肉に急な力が加わり筋肉が断裂する。いわゆる肉離れのこと。通常疼痛を伴うことが多いが、自覚症状がない場合もある。
- エコーでは筋肉の断裂像や、筋肉内血腫を認める。

### Supplement 左前腕筋断裂

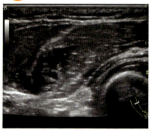 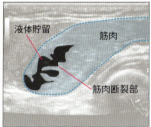

**図 Bモード像**
筋肉が断裂して境界部は不整になり液体貯留を伴っている。

## Case 3 画像の読み方

# ガングリオン
ganglion

## ❶ 66歳、男性

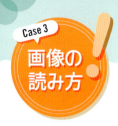

**図1 臨床像**
左手首に母指頭大の表面平滑な腫瘤を触知する。表面常色、圧痛はなし。

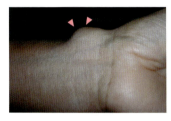
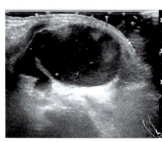
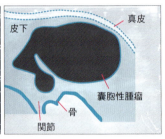

**図2 Bモード像**
皮下に境界明瞭な嚢胞性腫瘤を認める。辺縁低エコー帯がみられる。腫瘤下端は関節に近接している。

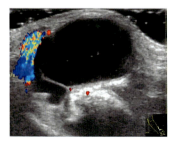

**図3 カラードプラ像**
腫瘤周囲や内部に血流表示を認めない。

# 1 整形外科疾患

## ❷ 75歳、男性

- 右手首拍動性腫瘤。
- 橈骨動脈の動脈瘤を疑われてエコー検査を実施。

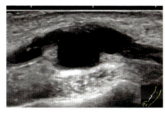
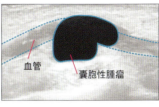

図4 Bモード像
動脈と連続するように観察される囊胞性腫瘤を認める。

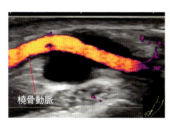

図5 B-Flow color像
手関節から連続する囊胞性腫瘤と、これに接して走行する橈骨動脈が確認された。

## ガングリオンの特徴&エコー所見

- 関節包や腱鞘から発生し、滑液が濃縮してゼリー状になった内容物をためた囊胞性病変。20〜50歳代の女性に多いとされる。
- 手関節に多く、無症状であるが、神経を圧迫して疼痛や麻痺をきたすことがある。
- エコーでは、関節や腱鞘と連続する境界明瞭な囊胞性腫瘤で、血流表示は認めない。

253

## Case 4 画像の読み方

# ベーカー嚢胞
Baker's cyst

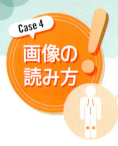

**図1 臨床像**
60歳、女性
左膝窩部に弾性硬の腫瘤が出現し、増大傾向にある。立ち仕事をしていて、痛みが出現することがある。しびれはない。

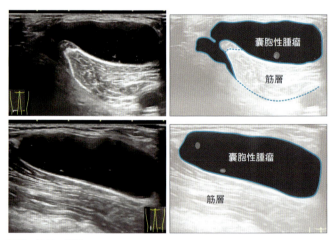

**図2 Bモード像**
膝関節から連続して境界明瞭な嚢胞性腫瘤を認める。壁は薄く平滑。内腔には点状エコーをわずかに認める。

1 整形外科疾患

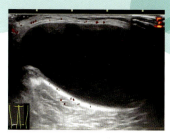

**図3 カラードプラ像**
囊胞内や壁にも明らかな血流表示を認めない。

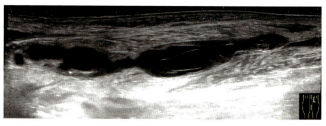

**図4 別症例（破裂例、Bモード像）**
下腿に突然の腫脹と圧痛を認めエコー検査を実施。膝窩部のベーカー囊胞から下腿筋肉間に連続して囊胞性病変を認める。

## ベーカー囊胞の特徴＆エコー所見

- 膝関節の関節液が膝窩部に袋状に突出した滑液囊胞。
- 小児にも発症するが、無症状で気づかないことが多い。成人では囊胞が拡大して膝窩部の腫脹や膝の運動障害などにより気づく。
- 囊胞が拡大して圧迫され破裂すると、下腿の筋肉間に関節液が漏れて炎症をきたし、下腿の腫脹圧痛を認めることがある。
- エコーでは、膝関節と連続する境界明瞭な囊胞性腫瘤で、血流表示を認めない。
- 破裂すると、膝窩部の囊胞から下腿の筋肉間に連続する囊胞性病変を認める。出血を伴い、内部エコーを認めることがある。

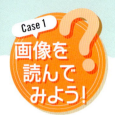

## Case 1 画像を読んでみよう！

### 73歳、女性

**依頼理由** 7年前から右下腹部にしこりがあり徐々に増大してきた。

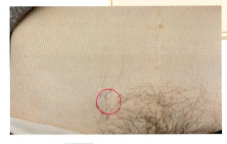

**臨床像**
長径2cm大の皮下腫瘤。弾性軟で圧痛あり。可動性良好。

### A  Bモード像

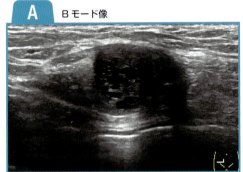

### B  Bモード像

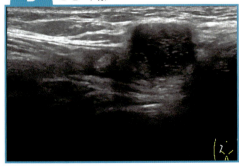

2 消化器外科疾患

**6歳、女児**

依頼理由 気管支喘息で咳嗽がひどいときに、右下腹部の膨隆と痛みがある。

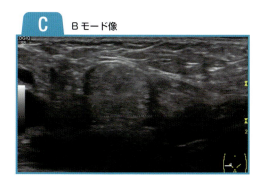

C Bモード像

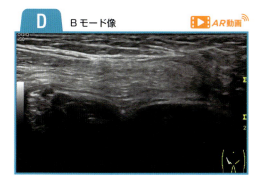

D Bモード像 AR動画

## Case 1 画像の読み方

# 鼠径ヘルニア
inguinal hernia

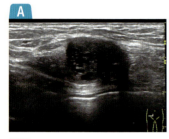
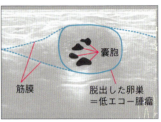
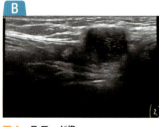
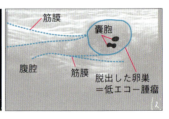

#### 図1 Bモード像
右鼠径部に3cm大の境界明瞭な低エコー腫瘤を認める。内部には小嚢胞構造が複数存在している。腫瘤の浅部と深部に筋膜がみられ、腹腔内から帯状の低エコー域が連続しているように観察される。

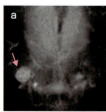
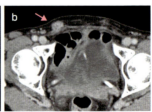

#### 図2 造影CT
右鼠径部、右大腿動静脈の内側皮下に3cm大の充実性腫瘤を認める（→）。手術により右鼠径ヘルニアで、ヘルニア内容は卵巣であった。

2 消化器外科疾患

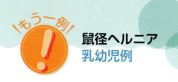

## 鼠径ヘルニア
### 乳幼児例

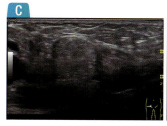
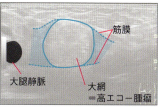

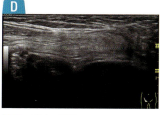
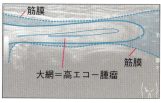

**図3 Bモード像**
右鼠径部大腿静脈内側に、境界明瞭で皮下脂肪よりわずかに高エコーの腫瘤を認める。腫瘤の浅部と深部に高エコーの筋膜がみられ、腹腔内から連続しているように観察される。立位から臥位になると、上記腫瘤は鼠径部から腹腔内に完納する様子が観察された。ヘルニア内容は大網であった。

### 鼠径ヘルニアの特徴 & エコー所見

- 鼠径ヘルニアは鼠径管を通じて腹腔内の大網や腸管などが皮下に脱出してくるもので、乳幼児は鼠径管が閉鎖せず先天的に起こることが多いが、中高年では筋膜の衰えから起こる。男性に多い。
- ヘルニア内容は大網のことが多く、皮下脂肪組織よりやや高エコーに観察され、初期は腹圧がかかると脱出し、圧が下がると完納される。

# Case 1 画像の読み方

# 副乳
accessory mammary tissue

## ❶ 37歳、女性

- 右腋窩腫瘤。皮膚の肥厚として触知する。

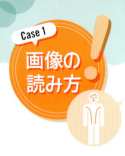

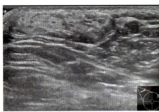

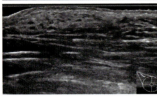

### 図1 Bモード像（右腋窩）
右腋窩の真皮から皮下に、真皮と等エコーで内部に豹紋状の低エコーを含む2cm程の紡錘状腫瘤を認める。

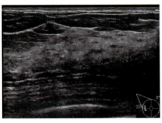

### 図2 Bモード像（右乳房）
乳腺組織と同様の内部エコーである。

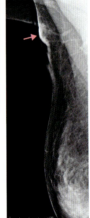

### 図3 マンモグラフィ
マンモグラフィでも右腋窩に2.2cm大の乳腺組織様病変（→）を認め副乳が疑われる。

# 3 乳腺科疾患

## ❷ 44歳、女性

- 右腋窩腫瘤。

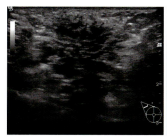 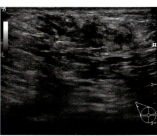

**図4 Bモード像**
この症例も真皮から連続して皮下に紡錘状に広がる腫瘤を認める。内部エコーは前述の症例に比べて低エコー域が目立つ。

### 副乳の特徴 & エコー所見

- 副乳は、左右一対の乳房以外に、腋窩から乳頭を通り鼠径部までを結ぶライン上にある乳腺堤（mammary crest）とよばれる上皮の肥厚部分から発症した乳腺組織である。通常は腋窩にみられることが多い。男性にもみられ、乳がんが発生することもある。
- エコーでは真皮から皮下にかけて乳腺組織と同様のエコー像を示す。

### アドバイス

- 副乳はエコーやマンモグラフィで正常乳腺組織と同様の画像を示す。乳がんの発生母地となるため注意が必要である。
- 内部エコーは、年齢や妊娠などにより変化し、さまざまである。

# 付録／症状・年齢・部位から考える主な皮膚疾患

## 有痛性皮下腫瘤

血管平滑筋腫（p.98）、平滑筋腫（p.99）、グロムス腫瘍（p.136）、らせん腺腫（エクリンらせん腺腫）(p.152)

※頭文字〔血管平滑筋腫〈Angioleiomyoma、Angiolipoma〉、神経鞘腫〈Neurilemmoma〉、グロムス腫瘍〈Glomus tumor〉、エクリンらせん腺腫〈Eccrine spiradenoma〉、平滑筋腫〈Leiomyoma〉〕をとって Angel と覚える。
※エコーも血流豊富な点が共通している。

## 子供に多い皮下腫瘤

皮様嚢腫（p.40）、石灰化上皮腫（p.66、68、69、70）、血管性腫瘤

## 部位別

| 頭頸部・顔面 | |
|---|---|
|  | 表皮嚢腫（p.24）、外毛根鞘嚢腫（p.36）、皮様嚢腫（p.40）、脂肪腫（腱膜下：p.48）、石灰化上皮腫（p.66、p.68、p.69、p.70）、皮膚混合腫瘍（p.142）、耳下腺多形腺腫（p.144）、アポクリン汗嚢腫（p.148）、らせん腺腫（p.152）、外歯瘻（p.238）、耳介偽嚢腫（p.240） |

| 腕（上腕・前腕） | |
|---|---|
|  | 血管脂肪腫（p.52）、石灰化上皮腫（p.66、68、69、70）、皮膚線維腫（p.86）、酢酸リュープリン製剤による肉芽腫（p.166）、多発性脂腺嚢腫（p.234）、筋断裂（p.250） |

| | |
|---|---|
| 手・指  | 表皮嚢腫(手掌・足底:p.28)、手掌足底線維腫症(p.94)、デュピュイトラン拘縮 (p.95)、グロムス腫瘍 (p.136)、異物肉芽腫 (p.160)、腱鞘巨細胞腫 (p.246)、ガングリオン (p.252) |
| 体幹(腋窩、臀部、鼠径部を含む)  | 表皮嚢腫 (p.24)、脂肪腫 (p.46)、血管脂肪腫 (p.52)、表在性皮膚脂肪腫性母斑(単発型:p.56、多発型:p.57)、神経線維腫 (p.80)、肥厚性瘢痕・ケロイド (p.90)、モンドール病 (p.129)、酢酸リュープリン製剤による肉芽腫 (p.166)、隆起性皮膚線維肉腫 (p.230)、多発性脂腺嚢腫 (p.234)、鼠径ヘルニア (p.258)、副乳 (p.260) |
| 下肢  | 脂肪壊死 (p.60)、被包性脂肪壊死 (p.61)、皮膚線維腫 (p.86)、血管平滑筋腫 (p.98)、血栓性静脈炎 (表在性:p.128)、ベーカー嚢胞 (p.254) |
| 足  | 表皮嚢腫(手掌・足底:p.28)、手掌足底線維腫症(p.94)、外骨腫 (p.100)、爪下外骨腫 (p.101) |

# 多発する皮下腫瘤

| | |
|---|---|
| 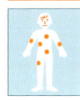 | 血管脂肪腫 (p.52)、まれに石灰化上皮腫 (p.66、68、69、70)、転移性腫瘍 (p.218、220、221、223)、多発性脂腺嚢腫 (p.234) |

# 索引

## A

| | |
|---|---|
| abscess | 156 |
| accessory mammary tissue | 260 |
| acute suppurative lymphadenitis | 182 |
| ancient schwannoma | 76 |
| angioleiomyoma | 98 |
| angiolipoma | 52 |
| Antoni A 型 | 75 |
| Antoni B 型 | 75 |
| apocrine hidrocystoma | 148 |
| arteriovenous malformation：AVM | 114 |
| atheroma | 29 |

## B

| | |
|---|---|
| Baker's cyst | 254 |
| basal cell carcinoma：BCC | 202 |
| B-cell lymphoma | 187 |
| BCG related lymphadenitis | 174 |
| BCG 接種関連リンパ節炎 | 174、176 |
| BCG 予防接種 | 177 |
| B 細胞リンパ腫 | 187 |

## C

| | |
|---|---|
| calcifying epithelioma | 66 |
| capillary malformation | 104 |
| cavernous hemangioma | 108 |

## D

| | |
|---|---|
| dermatofibroma | 86 |
| dermatofibrosarcoma protuberans：DFSP | 230 |
| dermoid cyst | 40 |

## E

| | |
|---|---|
| diffuse plexiform neurofibroma | 82 |
| Dupuytren's contracture | 95 |
| epidermal cyst | 24 |
| exostosis | 100 |
| external dental fistula | 238 |

## F

| | |
|---|---|
| fat necrosis | 60 |
| follicular lymphoma | 188 |
| foreign body granuloma | 160 |

## G

| | |
|---|---|
| ganglion | 252 |
| giant cell tumor of tendon sheath | 246 |
| glomus tumor | 136 |

## H

| | |
|---|---|
| hemangioma simplex | 104 |
| Hodgkin's lymphoma | 186 |
| hypertrophic scar | 90 |

## I

| | |
|---|---|
| inguinal hernia | 258 |
| ISSVA | 138、139 |

## K

| | |
|---|---|
| keloid | 90 |
| Kikuchi's disease | 180 |

## L

| | |
|---|---|
| leiomyoma | 99 |
| leiomyosarcoma | 198 |
| lipoma | 46 |

liposarcoma 194
lymphangioma 118

**M**

malignant lymphoma 186、226
malignant melanoma 206
marginal zone B-cell lymphoma
187
Merkel cell carcinoma 208
metastatic tumor 218
mixed tumor of the skin 142
Mondor's disease 129
muscle rupture 250

**N**

neurilemmoma 74
neurofibroma 80、82、83
neurofibromatosis type 1：NF1
81
nevus lipomatosus cutaneous
superficialis 56
nodular plexiform neurofibroma
83

**P**

palmoplantar fibromatosis 94
peripheral myxoid halo sign 75
pilomatricoma 66
porocarcinoma 209
pseudocyst of the auricle 240

**R**

racemose hemangioma 110
reactive lymphadenopathy 178
rheumatoid nodule 170
ruptured cyst 32

**S**

sarcoidosis 171
schwannoma 74
SMI 10
spiradenoma 152
squamous cell carcinoma 210
steatocystoma multiplex 234
subacute necrotizing
lymphadenitis 180
subungual exostosis 101
superficial 128

**T**

target sign 75
telangiectatic granuloma 132
The International Society for
Study of Vascular Anomalies
➡ ISSVA
thrombophlebitis 128
thrombus 124
trichilemmal cyst 36
tumor thickness 207、211

**V**

venous malformation 108、110

**あ**

アーチファクト 138
亜急性壊死性リンパ節炎
180、181、189
悪性黒色腫 206、207、215
悪性リンパ腫
186、189、226、227
圧迫 10、11、14、18、109
アポクリン汗嚢腫 148、149

**い**

異物肉芽腫 160、161、162

## え

| | |
|---|---|
| 腋窩リンパ節 | 191 |
| エラストグラフィ | 11、18 |
| 鉛筆の芯 | 163 |

## お

| | |
|---|---|
| 横断面 | 9 |
| オニオンリングパターン | 26 |
| 音響流 | 20 |

## か

| | |
|---|---|
| 外骨腫 | 100、101 |
| 外歯瘻 | 238、239 |
| 外側陰影 | 14 |
| 海綿状血管腫 | 108 |
| 外毛根鞘嚢腫 | 29、36、37 |
| 硬さ | 18 |
| 化膿性リンパ節炎 | 189 |
| ガングリオン | 252、253 |
| 汗孔癌 | 209 |
| 感染性粉瘤 | 32、33 |

## き

| | |
|---|---|
| 菊池病 | 180、181、189 |
| 基底細胞癌 | 202、203 |
| 急性化膿性リンパ節炎 | |
| | 182、183 |
| 境界 | 14 |
| 境界不明瞭平滑 | 16 |
| 境界明瞭 | 16 |
| 均一 | 17 |
| 均質 | 17 |
| 筋断裂 | 250、251 |

## く

| | |
|---|---|
| 空間コンパウンド | 19 |
| グロムス腫瘍 | 136、137 |

## け

| | |
|---|---|
| 頸部リンパ節 | 191 |
| 脛骨転移 | 223 |
| 血管奇形 | 139 |
| 血管性腫瘍 | 139 |
| 血管脂肪腫 | 52、53 |
| 血管病変の分類 | 139 |
| 血管平滑筋腫 | 98、99 |
| 血栓 | 124、125、139 |
| 血栓性静脈炎 | 128、129 |
| 血流 | 10 |
| 血流評価 | 17 |
| ケロイド | 90、91 |
| 腱鞘巨細胞腫 | 246、247 |

## こ

| | |
|---|---|
| 高エコー | 17 |
| 後方エコー | 14 |
| 混合エコー | 17 |

## さ

| | |
|---|---|
| 酢酸リュープリン製剤 | |
| | 166、167 |
| サルコイドーシス | 171 |

## し

| | |
|---|---|
| シアウェーブ法 | 11 |
| 耳介偽嚢腫 | 240、241 |
| 耳下腺内多形腺腫 | 144、145 |
| 脂肪壊死 | 60、61 |
| 脂肪腫 | 46、47、48、49 |
| 脂肪腫関連疾患 | 63 |
| 脂肪性脂肪腫 | 62 |
| 脂肪肉腫 | 194、195 |
| 周囲 | 14 |
| 縦断面 | 9 |
| 腫瘍の厚さ | 207、211 |
| 手掌線維腫症 | 95 |

手掌足底線維腫症　　94、95
静脈奇形
　　18、108、110、111、139
静脈性蔓状血管腫　　　110
神経鞘腫　　　　　　74、75
神経線維腫症1型　　　81
神経線維腫　80、81、82、83
神経内神経線維腫　　　83
深達度診断　　　　　　5

**す**

水平断面　　　　　　　9
ストレイン法　　　11、18

**せ**

精巣様エコー　　　　　27
石灰化上皮腫
　　　66、67、68、69、70

**そ**

爪下外骨腫　　　100、101
走査方法　　　　　　　9
側方陰影　　　　　　　14
鼠径部リンパ節　　　　191
鼠径ヘルニア　　258、259

**た**

ダーモスコープ　　　　211
ダーモスコピー　　　　211
楕円形　　　　　　　　16
多発性脂腺嚢腫　　234、235
短軸　　　　　　　　　9
単純性血管腫　　　　　104

**ち**

中心壊死を伴うリンパ腫　189
長軸　　　　　　　　　9

**て**

低エコー　　　　　　　17
デュプイトラン拘縮　　95
転移性腫瘤
　　218、219、220、221
転移リンパ節　184、185、189

**と**

動静脈奇形　114、115、139

**な**

内部エコー　　　　　　14

**に**

肉芽腫　　　　167、171

**の**

膿瘍　　　　　156、157

**は**

肺腺癌　　　　　　　223
白血病　　　　　　　214
針　　　　　　　　　162
パワードプラ法　　　　10
反応性腫大　　　　　189
反応性リンパ節腫大　178、179

**ひ**

肥厚性瘢痕　　　　90、91
非結核性抗酸菌性膿瘍　157
皮膚悪性腫瘍　　　　211
皮膚混合腫瘍　142、143
皮膚線維腫　　　86、87
皮膚転移　　214、215
被包性脂肪壊死　　　61
びまん性神経線維腫　82

表在性皮膚脂肪腫性母斑 56、57
皮様嚢腫 40、41
表皮嚢腫 24、25、26、27、28、29、42

## ふ

不均一 17
不均質 17
副作用 177
副乳 260、261
不整形 16
粉瘤 29

## へ

平滑筋腫 99
平滑筋肉腫 198、199
ベーカー嚢胞 254、255
辺縁 14
辺縁帯 B 細胞リンパ腫 187

## ほ

縫合糸 163
ホジキンリンパ腫 186

## め

メルケル細胞癌 208

## も

毛細血管拡張性肉芽腫 132、133
毛細血管奇形 104、105、139
毛包嚢腫 29

毛包嚢腫峡部型 29
毛包嚢腫漏斗部型 29
毛母腫 66
木片 162
モンドール病 129

## や

矢状断面 9

## ゆ

有棘細胞癌 210
輸出リンパ管 190
輸入リンパ管 190

## ら

らせん腺腫 152、153

## り

リウマトイド結節 170、171
隆起性皮膚線維肉腫 230、231
リュープリン肉芽腫 167
リンパ管奇形 139
リンパ管腫 118、120、121
リンパ節 190
リンパ節転移 184、185

## る

類円形 16
類表皮嚢腫 29

## ろ

濾胞性リンパ腫 188

## 著者紹介

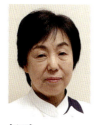

奈良県立医科大学附属病院　総合画像診断センター
病院教授
## 平井 都始子

【略歴】
昭和57年3月奈良県立医科大学卒業。平成6年1月医学博士。平成17年4月奈良県立医科大学附属病院中央内視鏡・超音波部准教授。平成28年4月奈良県立医科大学附属病院総合画像診断センター病院教授。現在に至る。

【所属学会】
公益社団法人日本超音波医学会：超音波専門医・指導医、代議員、教育委員会委員、検査士制度委員会委員、奨励賞選考委員、男女共同参画委員会委員、工学フェロー認定審査委員会委員/特定非営利活動法人日本乳腺甲状腺超音波医学会：理事、フローイメージング研究部会部長/公益社団法人日本医学放射線学会：放射線診断専門医/日本消化器がん検診学会：認定医・指導医、理事、編集委員会委員、近畿支部支部長、企画・広報委員会委員/日本脈管学会：脈管専門医、代議員

【専門分野】
総合画像診断、超音波診断

【著書】
『腹部カラードプラ診断』（共著/金原出版、1998年）
『超音波カラードプラ法上達への道』（共著/金原出版、1999年）
『レジデント・臨床検査技師のためのはじめての超音波検査』（共著/文光堂、2009年）

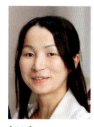

奈良県立医科大学皮膚科学教室 助教
## 正畠 千夏

【略歴】
平成20年3月奈良県立医科大学卒業。平成22年4月奈良県立医科大学皮膚科学教室入局。平成28年3月医学博士。平成28年4月奈良県立医科大学皮膚科学教室助教。現在に至る。

【所属学会】
公益社団法人日本皮膚科学会：専門医/一般社団法人日本研究皮膚科学会/公益社団法人日本超音波医学会/特定非営利活動法人日本乳腺甲状腺超音波医学会

US Lab シリーズ 4

## 今日から読める！ 皮膚エコー
― 検査依頼がきても困らない!!
読影に自信がもてる!!

2018年4月5日発行　第1版第1刷
2019年10月20日発行　第1版第3刷

著　者　平井 都始子・正畠 千夏

発行者　長谷川 素美

発行所　株式会社メディカ出版
〒532-8588
大阪市淀川区宮原3-4-30
ニッセイ新大阪ビル16F
http://www.medica.co.jp/

編集担当　中島亜衣
装　幀　クニメディア株式会社
印刷・製本　三報社印刷株式会社

© Toshiko HIRAI, 2018

本書の複製権・翻訳権・翻案権・上映権・譲渡権・公衆送信権
（送信可能化権を含む）は、（株）メディカ出版が保有します。

ISBN978-4-8404-6509-0　　　Printed and bound in Japan

当社出版物に関する各種お問い合わせ先（受付時間：平日9：00〜17：00）
●編集内容については、編集局 06-6398-5048
●ご注文・不良品（乱丁・落丁）については、お客様センター 0120-276-591
●付属の CD-ROM、DVD、ダウンロードの動作不具合などについては、
デジタル助っ人サービス 0120-276-592